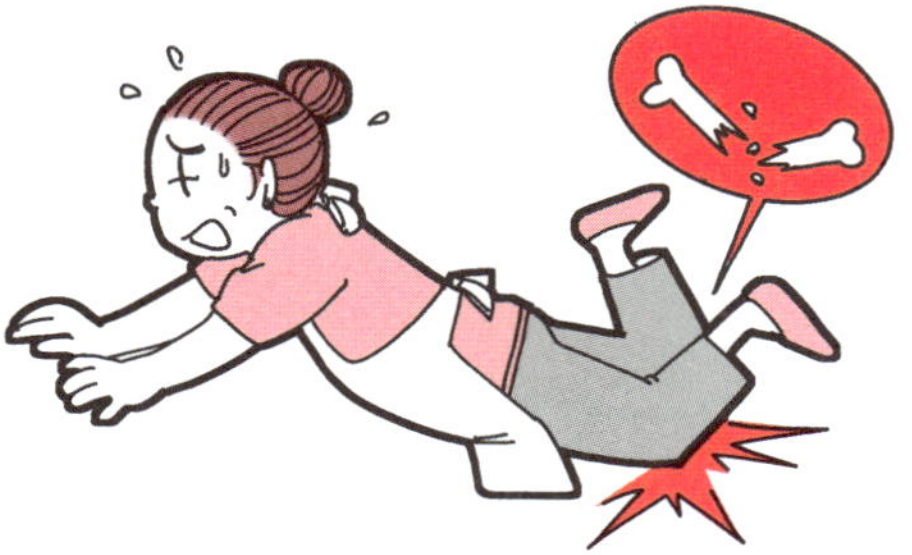

80歳現役医師が教える!

つまずかない
カラダの動かし方

監修
原宿リハビリテーション病院　名誉院長
林 泰史

日東書院

はじめに

男性が平均81歳、女性が平均87歳まで長生きできるようになって、多くの人たちは、いつまでも誰の世話も受けない生活を続けたいと願うようになりました。そのため、生活習慣病を予防して脳卒中を生じさせないための食事制限や運動といった健康志向が国民の間で一般化しています。

ところが、80〜90歳代の人たちが増えてくる令和時代では、脳卒中とともに転倒・骨折も健康的な余生を短くすることがわかってきました。現在75歳以上の要介護者約５００万人のうち約76万人は脳卒中を原因としていますが、それに近い数の約63万人の要介護者は、転倒・骨折を原因としています。90歳以上では、転倒・骨折を原因とする要介護者数が脳卒中を上回っています。これ以上要介護者数を増やさないためにも、転倒・骨折を防ぐ方法をぜひ広く伝えたい、との思いで本書を監修いたしました。

本書では、まず「つまずき」「転倒」の可能性の診断、そのリスク、その後の対処法を述べ、「つまずき」「骨折」について医学的に説明したのち、予防トレーニング、食事療法を説明しています。最後に、筆者が元気で活躍するコツをお示しし、つまずかない状態に改善した4人の患者さんの経験談を紹介しています。これらの内容を、誰もが読んで100%理解して実践できるように、科学的かつ豊富な事例をやさしい文章で記述しています。

骨折予防の薬物療法や骨密度検診の体制が普及して25〜35年たちますが、大腿骨頸部《だいたいこつけいぶ》骨折の患者数は過去30年間で3・6倍に増え、最近の5年間で1万7千百人も増えています。人生の最晩年を困難にする高齢者の骨折の約1／2の原因である転倒の防止について真摯に取り組んでいただくため、本書『80歳現役医師が教える！つまずかないカラダの動かし方』を一家に1冊備えていただければと思います。

そして、歩き方の診断、家の構造、トレーニング法などで気になる点があれば、本書をバイブルのようにして開いて実践していただくことにより、「つまずかない」人が増え、転倒・骨折が減り、ひとりでも多くの高齢者が生涯にわたって住み慣れた家で自分らしく暮らしていただければ、監修者としては望外の喜びです。

原宿リハビリテーション病院 名誉院長
林 泰史

もくじ

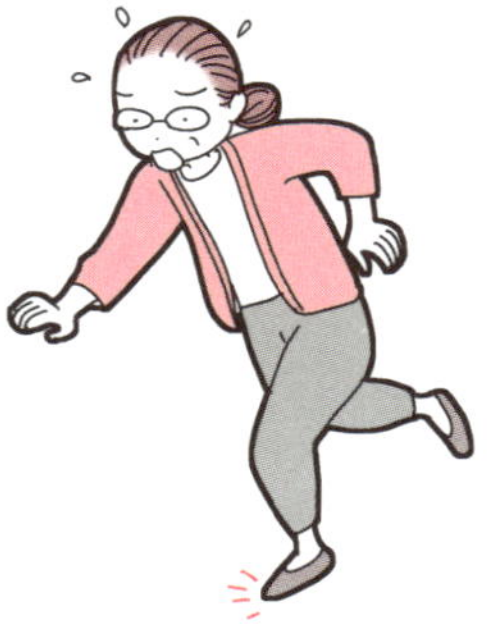

第5章
骨と筋肉をじょうぶにする「食事」

第6章
80歳現役！ 10万人の患者さんを診てきた林先生に学ぶ、つまずかない生活習慣

回復体験談
つまずいた体験談・つまずきを改善できた体験談

序　章

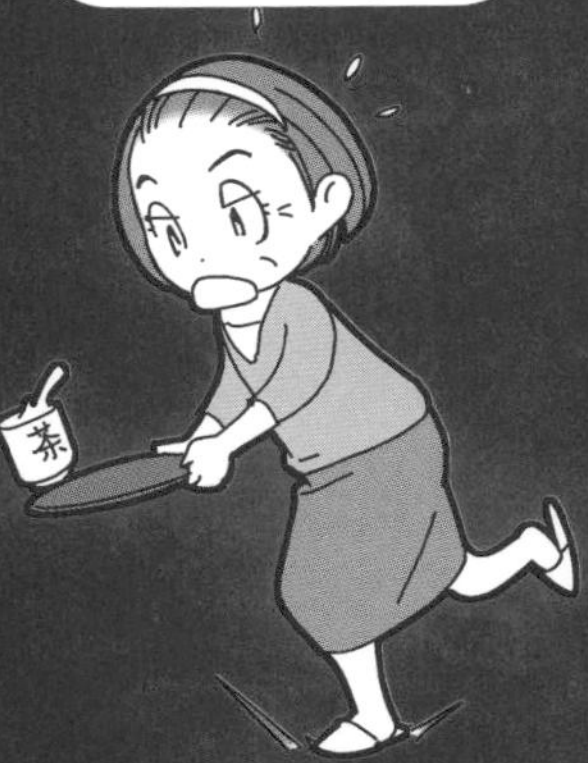

危険な「つまずき」「転倒」の可能性を診断する

高齢者の「つまずき」や「転倒」は、
その後の要介護や認知症の可能性を高めます。
なんとなく足腰に不安が出てきた、
最近よくつまずきがちだという方は、
まず歩き方や体の状態をチェックしてみましょう。

歩き方をチェック！　危険な歩き方

□すり足で ちょこちょこと歩く

太ももやすねの筋肉が衰えて、つま先が上がらず、足の裏全体で着地している

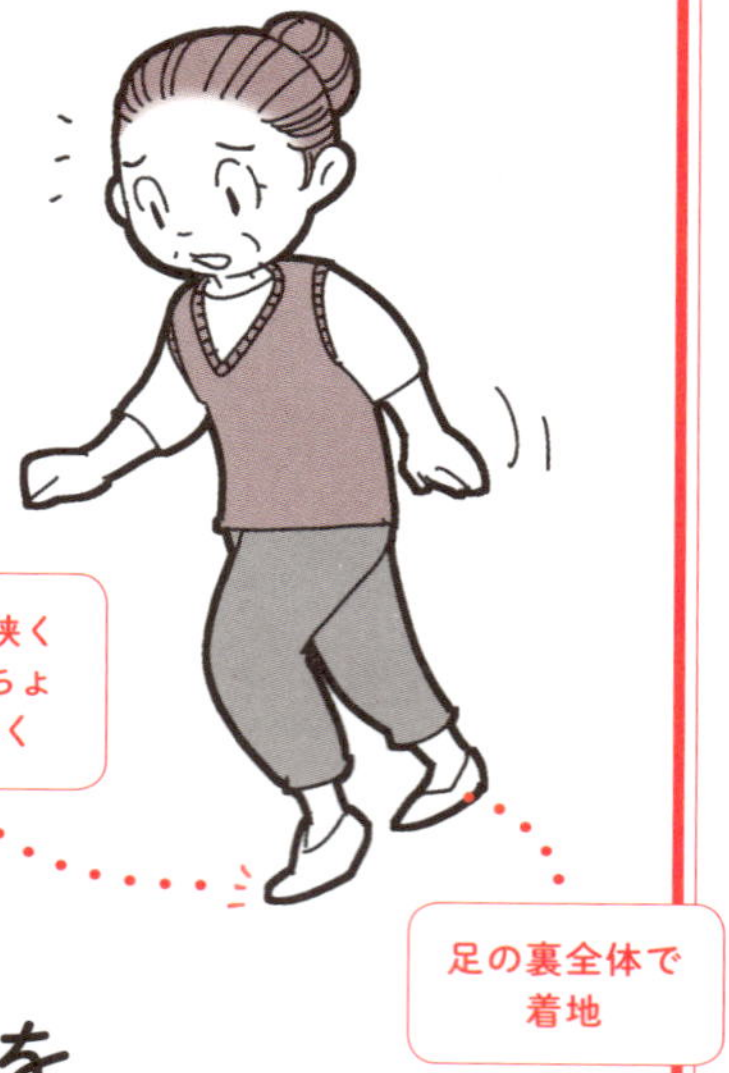
ズルズルと音がする歩き方
歩幅が狭くちょこちょこと歩く
足の裏全体で着地

□ひざや腰を かばうように歩く

腰痛やひざ痛をかばって歩くため、姿勢が崩れている

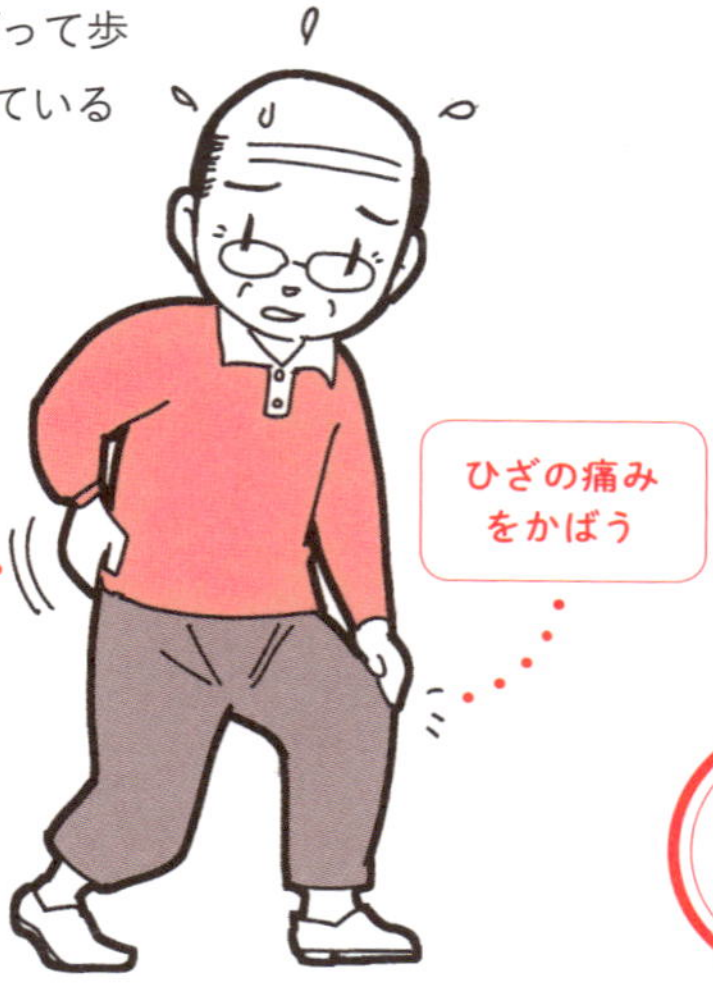
腰の痛みをかばう
ひざの痛みをかばう
姿勢が悪くなっている

□上半身と腰を左右に振るように歩く

背骨を支える腰の筋肉が弱くて上半身を支えられない
腹部の筋肉が弱いため、お腹が突き出てしまう

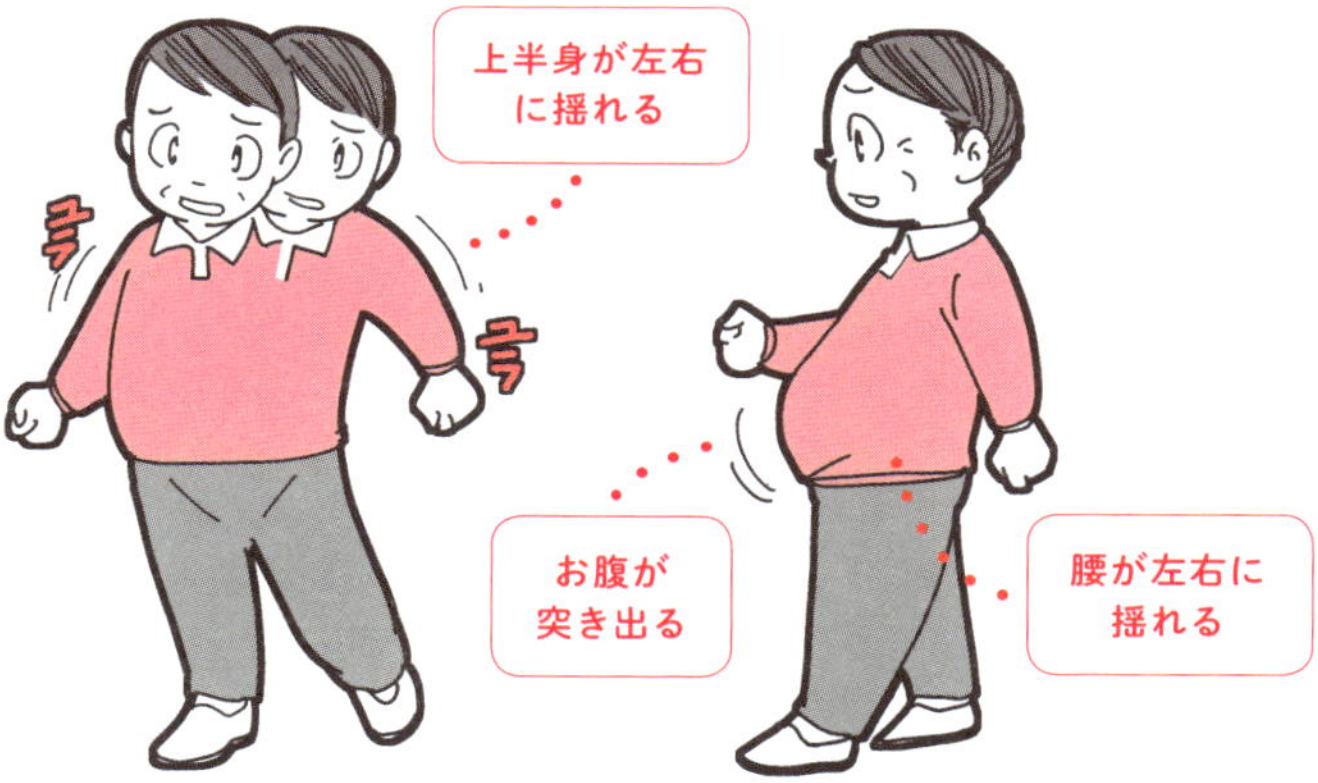

□前かがみで下を向いて歩く

バランスをとるためにひざを曲げ気味にして歩くので、足が上がりづらくなっている

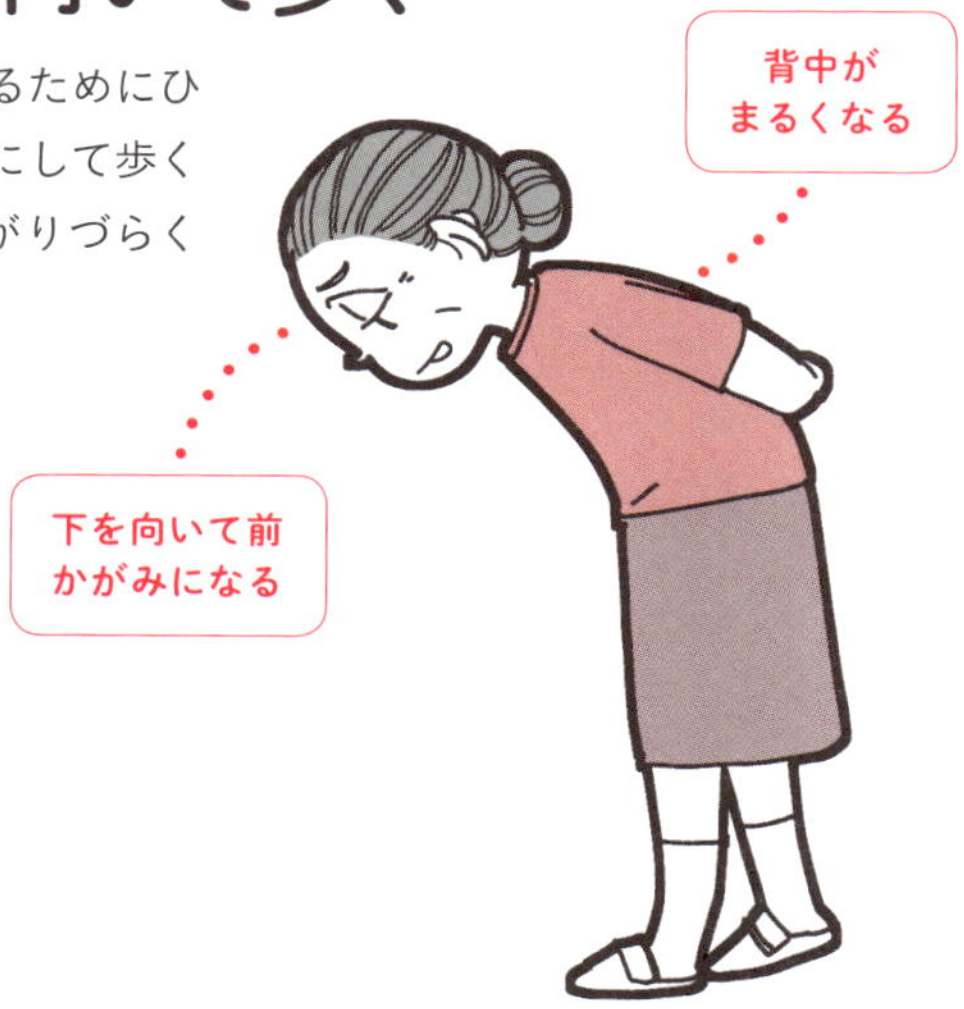

歩き方をチェック！　正しい歩き方

前ページのような歩き方をしている人は、歩くための筋力が衰えていると思われます。人は歩くときに、下半身のさまざまな筋肉を使っています。これらの筋肉を鍛えて、正しい歩き方を心がけることが、つまずきや転倒防止につながります。

片足が着地する

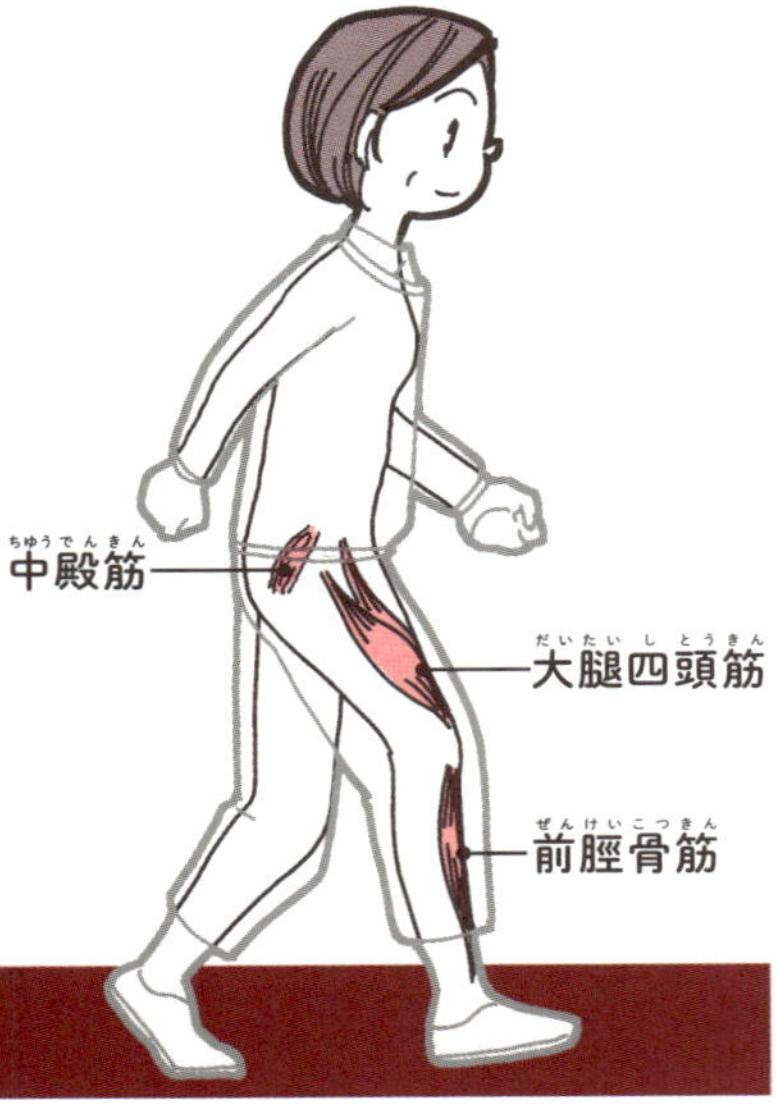

大腿四頭筋
→**ひざ関節を伸ばす**

前脛骨筋
→**つま先を持ち上げてかかとから着地する**

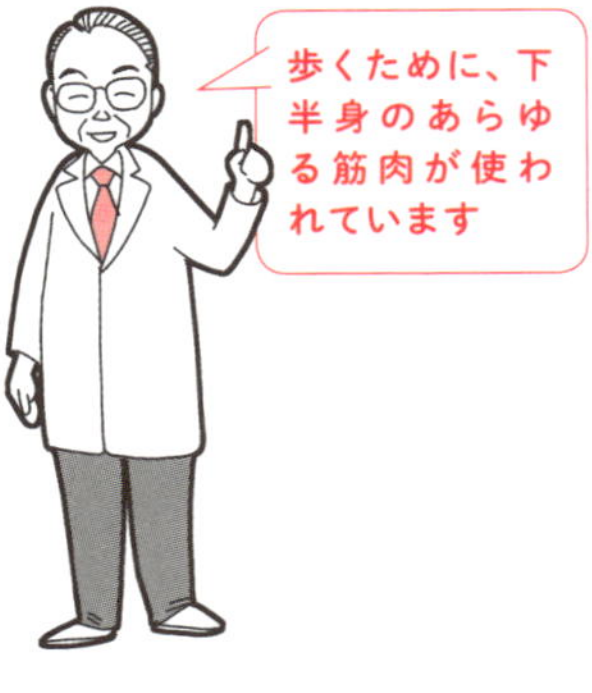
歩くために、下半身のあらゆる筋肉が使われています

両足で 立つ

足が地面から 離れる

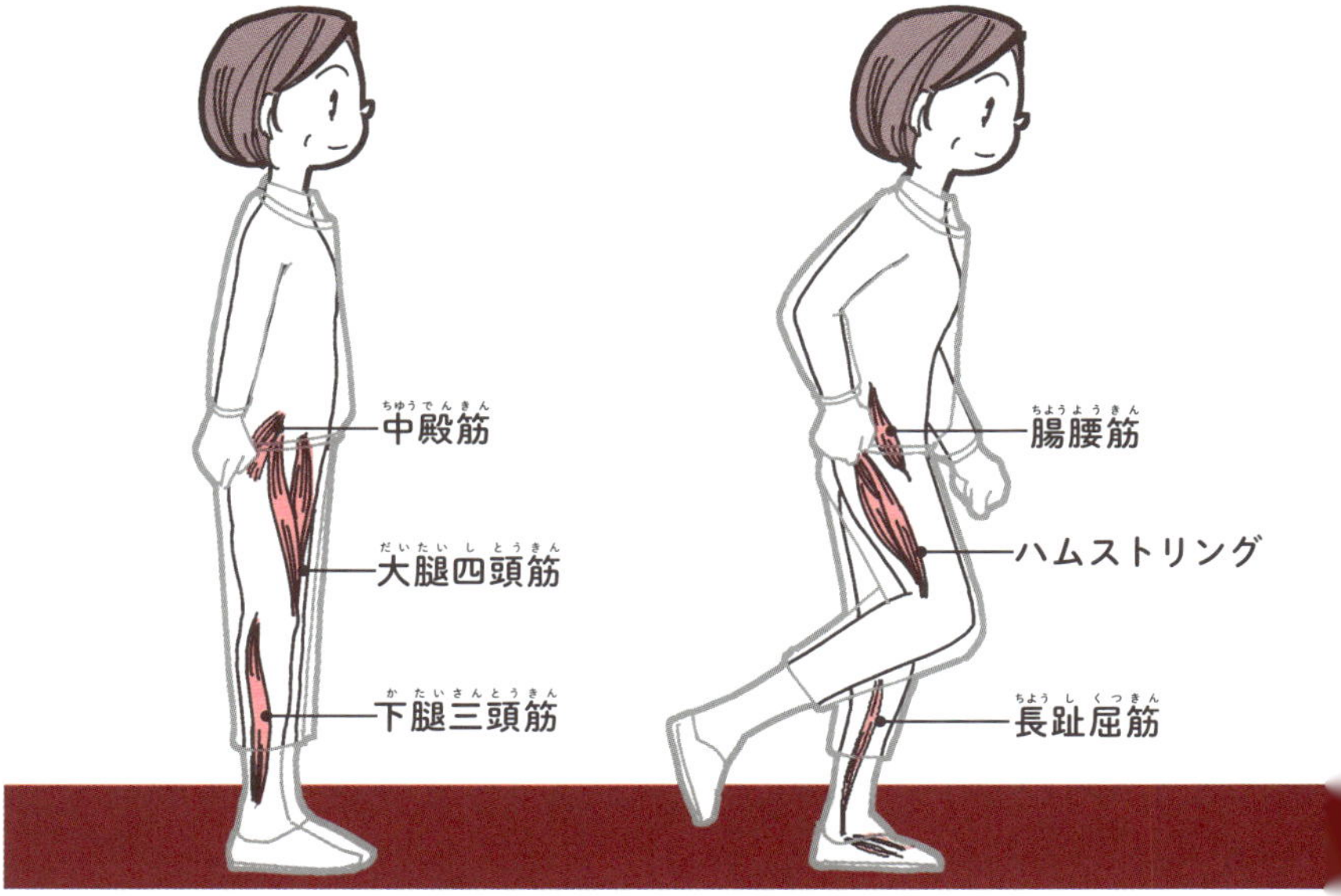

大腿四頭筋

→ひざ関節を伸ばす

下腿三頭筋

→地面を蹴る

ハムストリング

→ひざを曲げる

腸腰筋

→足を上に持ち上げる

歩　幅

成人男性の歩幅　**65センチ**

成人女性の歩幅　**55センチ**

加齢とともに歩幅も小さくなっていきますが、ふだんより10センチ大股で歩くことを心がけましょう。

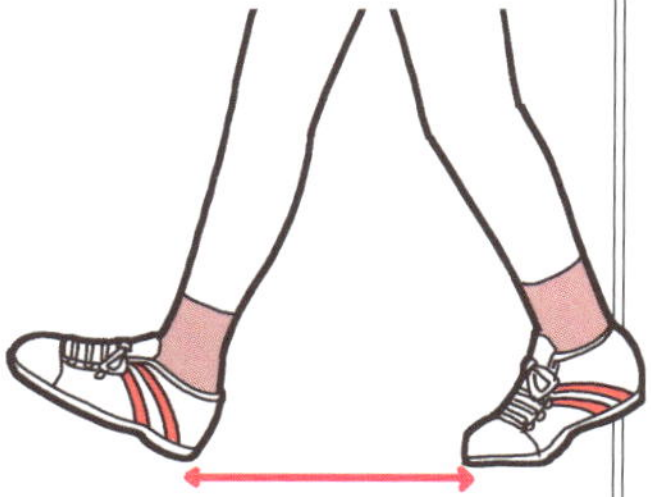

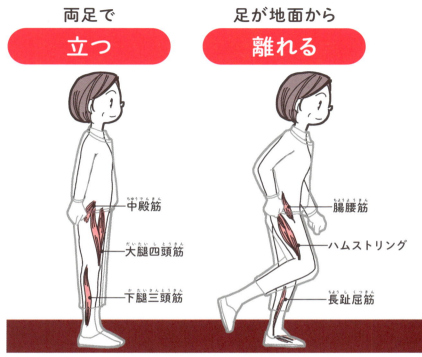

体の状態をチェック　転倒リスクテスト

□5秒以上、片足立ちができるか？

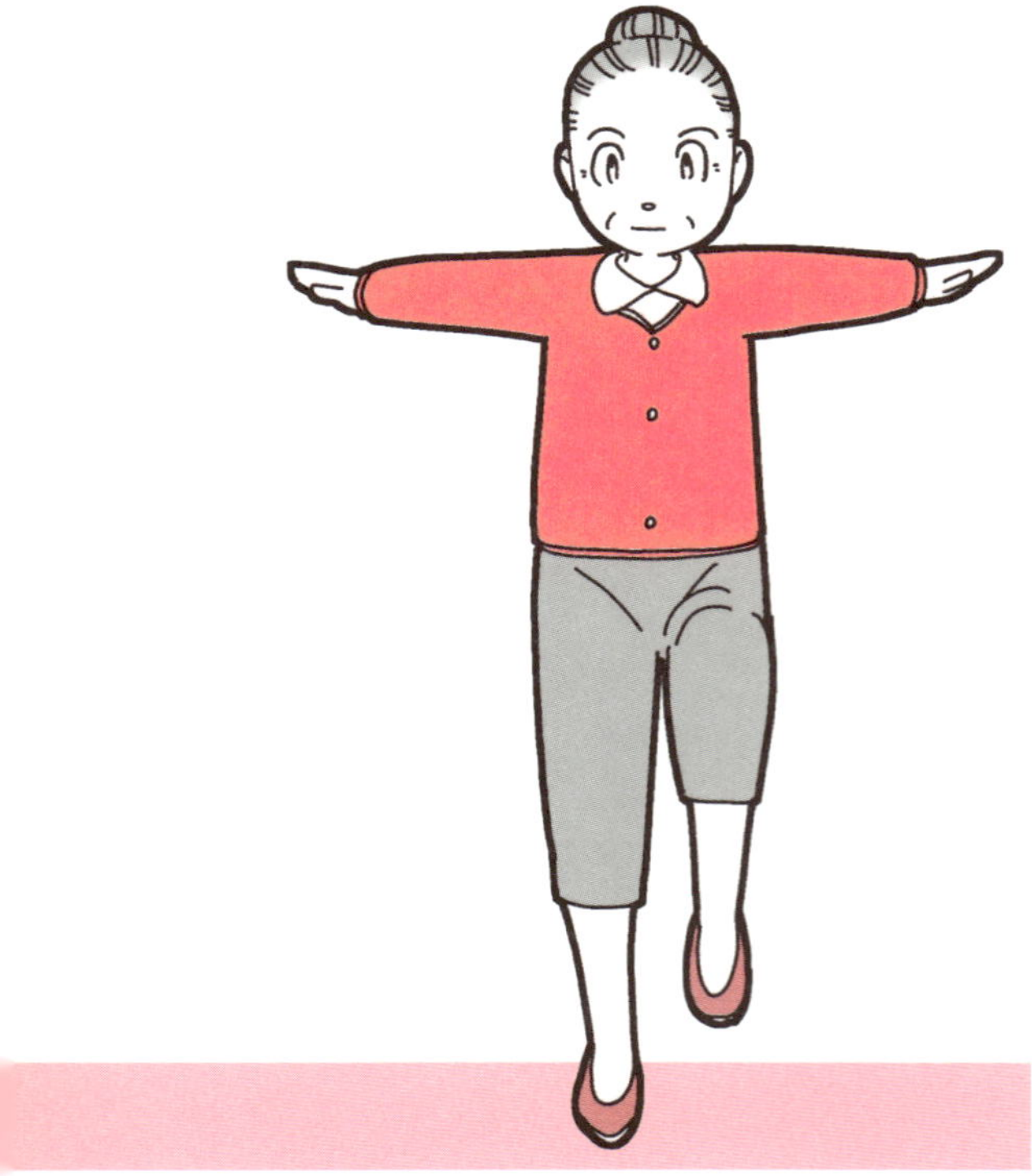

正面を向いて、両手を左右に広げてバランスをとりながら、どちらか片方の足だけで立つ。
そのポーズのまま５秒以上立っていられるかチェック。５秒未満しか立てない場合は、転倒リスクが高い。

□30秒間で15回以上、イスからの立ち上がりができるか?

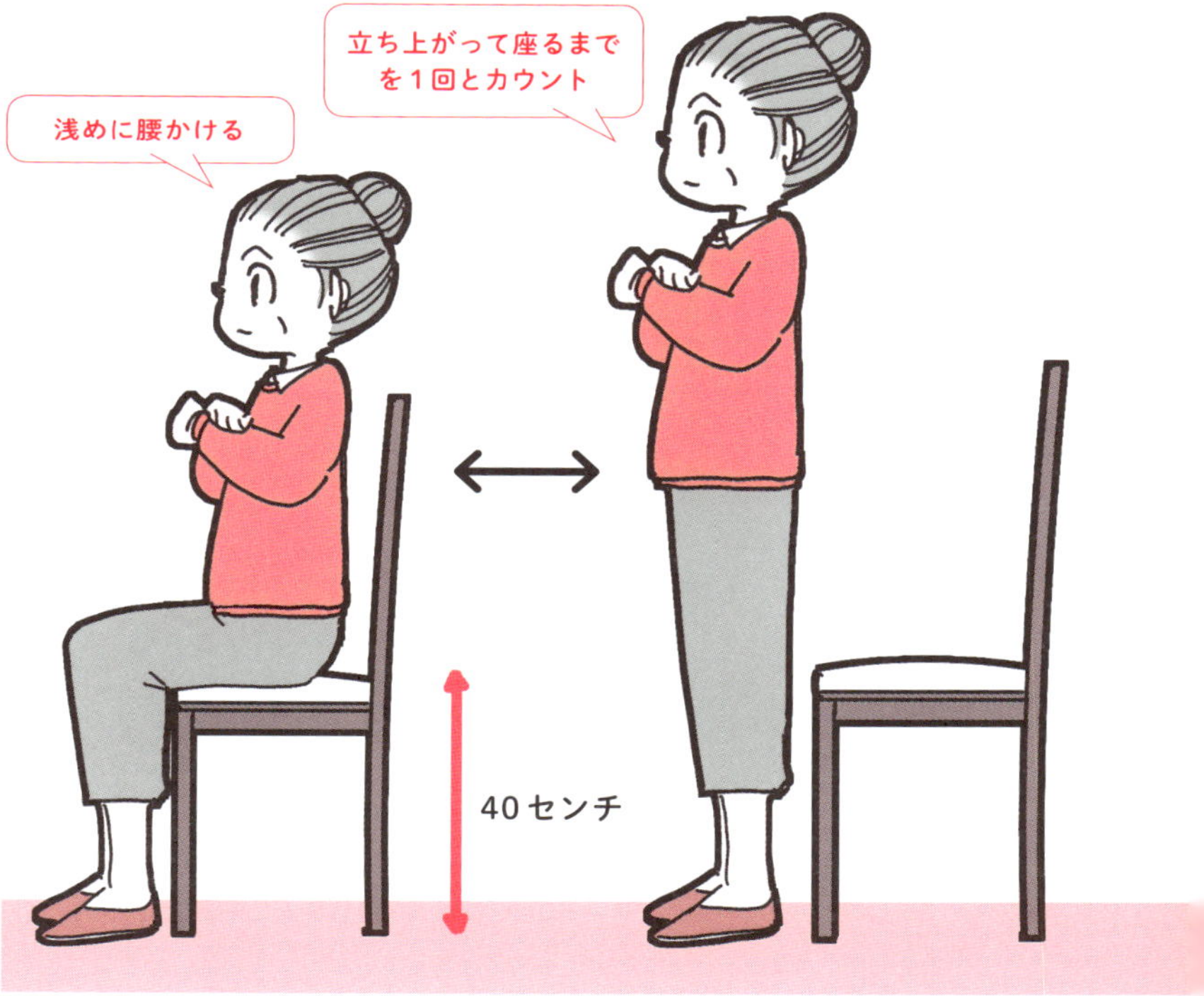

40センチの高さのイスに浅めに腰かけ、肩幅に足を開く。両手を胸の前で組み、イスから立ち上がって、また座るまでを1回として、30秒間に15回以上立ち上がりができるかチェックする。
30秒間で15回未満の場合は、転倒リスクが高い。

体の状態をチェック　ＴＵＧテスト

リハビリテーションなどでよく使われる**ＴＵＧテストは、バランス能力をチェックして、転びやすさを判定する評価**のひとつです。

テスト方法は簡単で、イスから3メートルの場所に目標物を置きます。イスから立ち上がって、目標物でターンして、イスに向かって座るまでの所要時間を計ります。イスに座るまでの**所要時間が13・5秒以上かかると転倒リスクが高くなります。**定期的にタイムを計測して目安としましょう。

ＴＵＧテストは、イスから立ちあがる動作、歩く、方向転換、イスに座る動作という複合的な動作が含まれています。特に、太ももの筋肉が衰えている人は、イスに座るときについドスンと勢いよく座ってしまいがちです。骨や腰を痛めないためにも、ゆっくりと座るようにしてください。

バランス能力をチェックする

TUGテスト

(Timed Up and Go test)

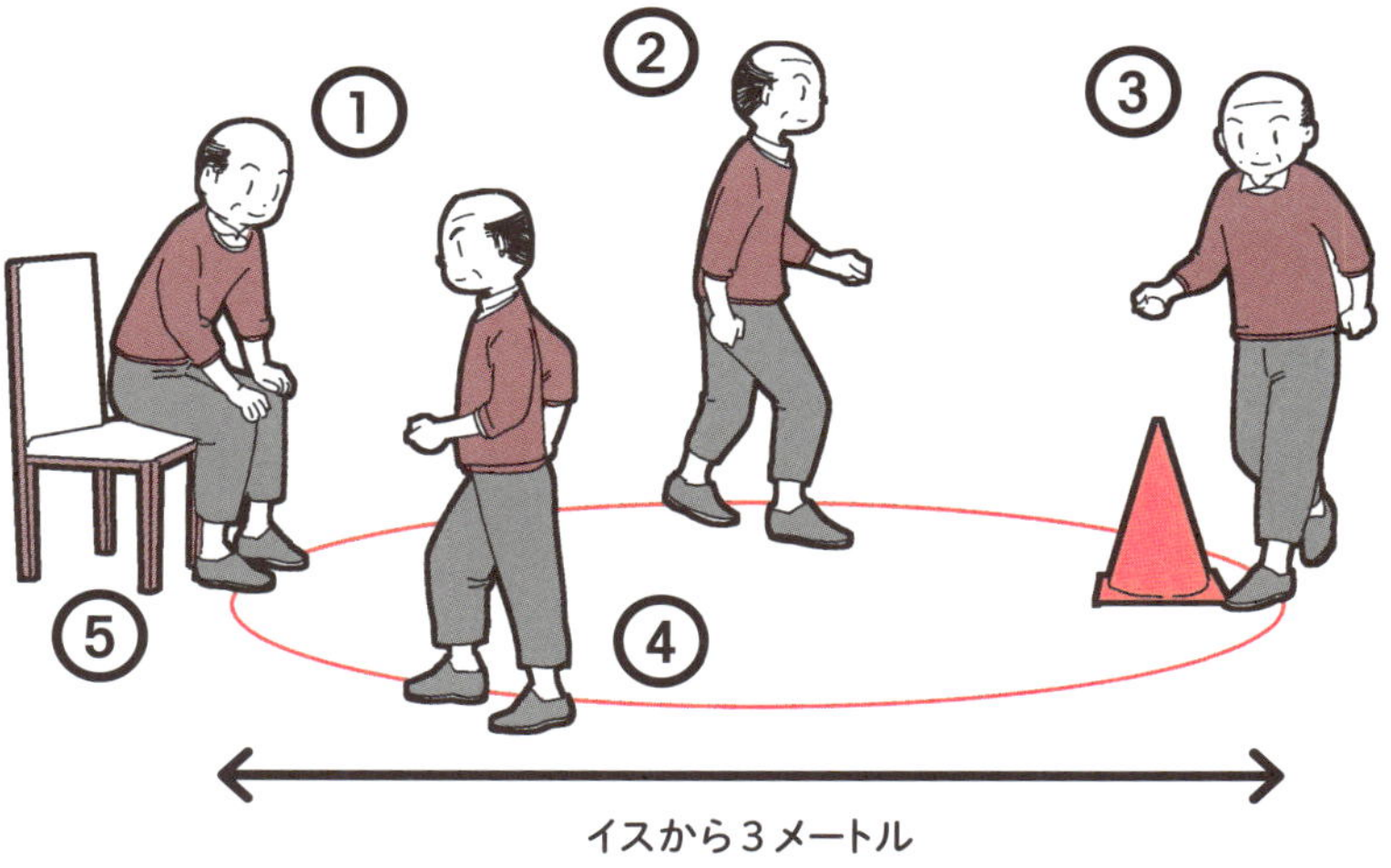

① イスから立ちあがる
② 目標物に向かう
③ 目標物でターン
④ イスに向かって戻る
⑤ 安全に座る

①～⑤までの動作で

13.5 秒以上かかると 転倒リスクが高くなる

※性別や年齢によって判定基準には差があります

目の状態をチェック

加齢とともに、近くのものが見えにくい老眼、涙が出にくくなるドライアイなどの目のトラブルが増えてきます。さらに、**白内障、緑内障、加齢黄斑変性症《かれいおうはんへんせいしょう》、糖尿病性網膜症《とうにょうびょうせいもうまくしょう》などの高齢者特有の目の病気**も増えます。

こうした目のトラブルによって、足元やまわりの段差が見えにくくなり、自宅でつまずいたり転倒したりする可能性が高まります。

また、**加齢によって、色の識別能力が著しく低下する色覚異常**も起こります。後天性の色覚異常では、特に青や微妙な色の差異がわかりにくくなるため、暗い場所で階段と床の境目が認識できなくて足を踏み外す、床とカーペットの境目が見えなくてつまずくなどの家庭内事故が増えます。医療機関での目の検査と適切な処置、そして見えやすい安全な家屋環境づくりを心がけましょう。

気になる目の症状チェック

加齢による目の病気が、つまずきや転倒を引き起こす可能性があります。

<table>
<tr><th>症状</th><th>可能性の高い病気</th></tr>
<tr><td>□近くのものが見えにくい</td><td>老眼</td></tr>
<tr><td>□目が疲れやすい</td><td>眼精疲労、老眼
ドライアイ</td></tr>
<tr><td>□目がゴロゴロして乾く</td><td>ドライアイ</td></tr>
<tr><td>□目の前にちらちら
するものが見える</td><td>飛蚊症《ひぶんしょう》</td></tr>
<tr><td>□光をまぶしく感じる</td><td rowspan="2">白内障</td></tr>
<tr><td>□目がかすむ</td></tr>
<tr><td>□中心部が暗く見える</td><td rowspan="2">加齢黄斑変性症</td></tr>
<tr><td>□ぼやけて見えにくい</td></tr>
<tr><td>□目がかすむ</td><td>白内障
糖尿病性網膜症</td></tr>
<tr><td>□見える範囲が狭い</td><td>緑内障</td></tr>
</table>

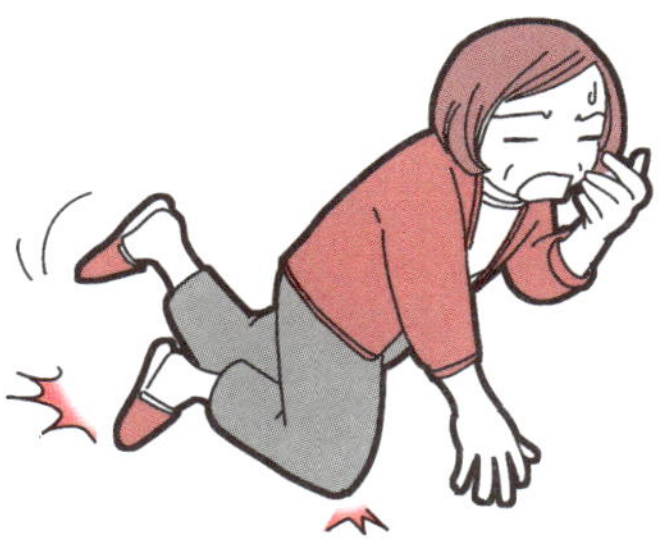

注意力をチェック　認知機能の衰え

筋力の低下だけが、つまずきや転倒の原因ではありません。

60歳を過ぎると、**加齢にともなって、注意力、記憶力、計画力、見当識、空間認識力などの認知機能が少しずつ衰えていきます。**これは、歳を重ねるごとに、脳の萎縮が進み老廃物がたまっていくためです。

加齢とともに注意力が低下すると、いままでできていた、料理、ふたつのことを同時に行う、記憶するといったことを、まちがったり苦手になったりします。

また、視力の低下もあり、足もとへの注意が散漫になって、コードやカーペットといったちょっとしたものにつまずいて転倒しやすくなります。

日常生活で、認知機能の衰えが心配になってきた場合は、専門の医療機関に受診するとよいでしょう。

認知症セルフチェック

認知能力が低下すると、つまずきや転倒リスクが高まります。

- □ 鍵を置いた場所がわからない
- □ 5分前に聞いた話を思い出せない
- □ バスや電車、車などを使って、ひとりで外出できない
- □ 今日が何月何日かわからないときがある
- □ いいたい言葉がすぐに出てこない
- □ 貯金の出し入れがひとりでできない
- □ ひとりで買い物に行けない
- □ いつも同じ話をするといわれる
- □ 掃除ができない
- □ 電話をかけられない

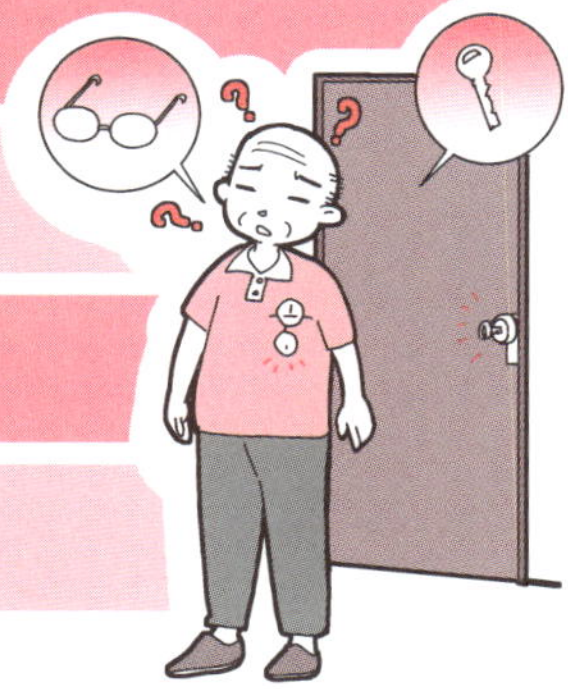

チェックの数が多いと心配？
多い人は診察した方がよい

※このリストはおおよその目安です。認知症の診断は、医療機関での受診が必要です。
※東京都福祉保健局「自分でできる認知症の気づき チェックリスト」をもとに改変。

フレイルチェック

フレイル※（虚弱）とは、加齢によって筋力や心身の活力が衰えた状態を指します。
つまずき、転倒、外出が減ったなどの状態が増えると、フレイルであるといえます。
高齢者には、健康な状態からフレイルの段階へ進んで、要介護状態に移行する人がいます。

これまでは、ただの老化現象として見過ごされてきましたが、最近では、この**フレイルの段階で気づいて適切な予防対策を行うことが、健康寿命を伸ばす重要な鍵**だと考えられています。

つまずきや転倒の可能性を防ぎ、正しいトレーニングや運動を行うことで筋力をつけて、健康維持を目差しましょう。

もっと詳細なフレイルチェックは、医療機関や各自治体で行っています。

※フレイルは、日本老年医学会が2014年に提唱した概念

フレイルは、健康と要介護の間の状態 ここで立て直すことが重要！

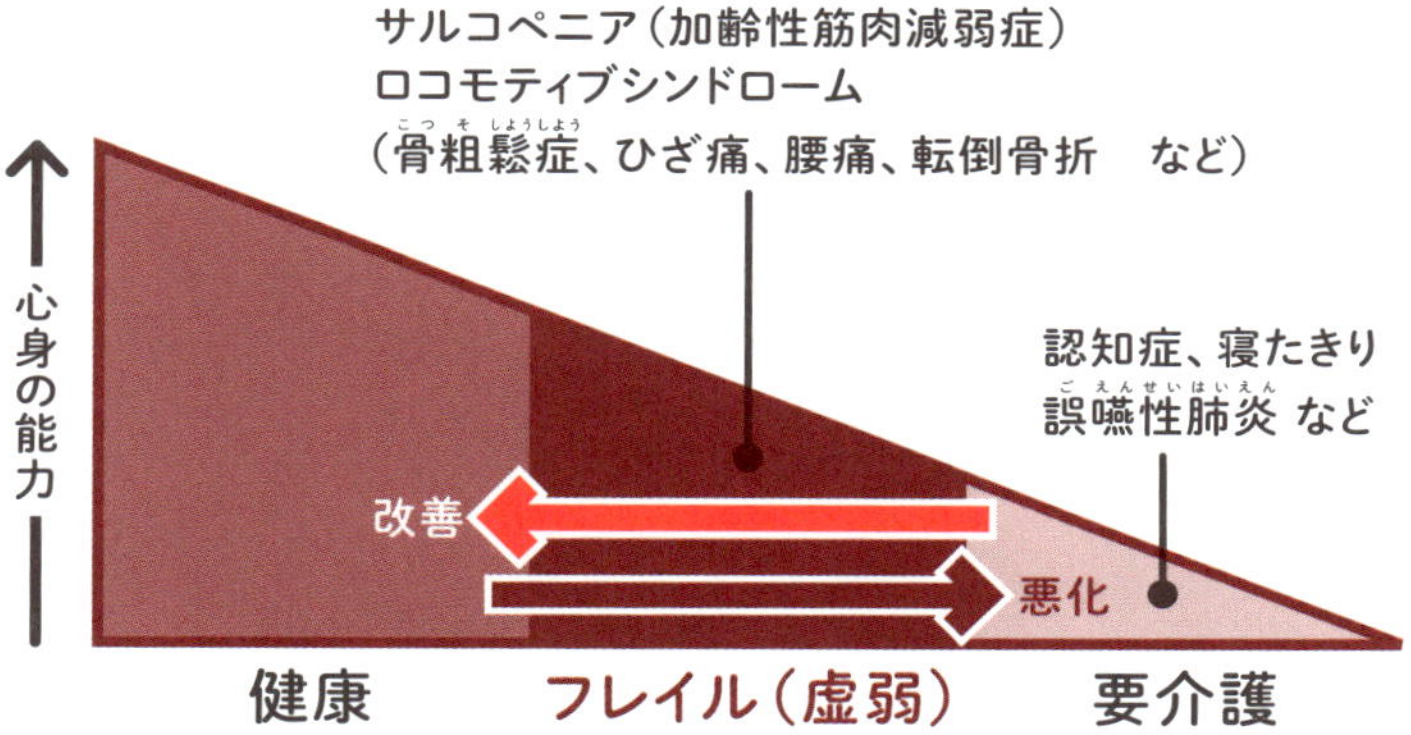

フレイルの段階で、運動、リハビリテーション、食事療法、薬物療法などの適切な対策を行うと、改善させることが可能！

フレイルセルフチェック

- □ペットボトルのふたが開けにくい
- □青信号の間に横断歩道を渡りきれない
- □半年ほどで体重が２〜３キロ減った
- □以前より疲れやすくなった
- □人と話すことや外出が減った

３つ以上あてはまったらフレイルの疑い、１〜２つは、フレイルの前段階の疑いがあります。

COLUMN 1

白い筋肉と赤い筋肉

筋肉には、瞬発力に役立つ白い筋肉（速筋）、持久力に役立つ赤い筋肉（遅筋）、中間の筋肉の３つが混在しています。白い筋肉はいわば短距離型、赤い筋肉は長距離型。若いときは瞬発力のある白い筋肉が働いて俊敏な動きができますが、次第に衰えてきます。赤い筋肉は、歩くことなどでふだんから使っているため、加齢による衰えは少ないです。つまずき防止のためにも、ときどきは瞬発力のある運動で白い筋肉を鍛えながら、ふだんは持久力の必要な家事仕事や散歩を行い、どちらの筋肉も維持するようにしたいものです。

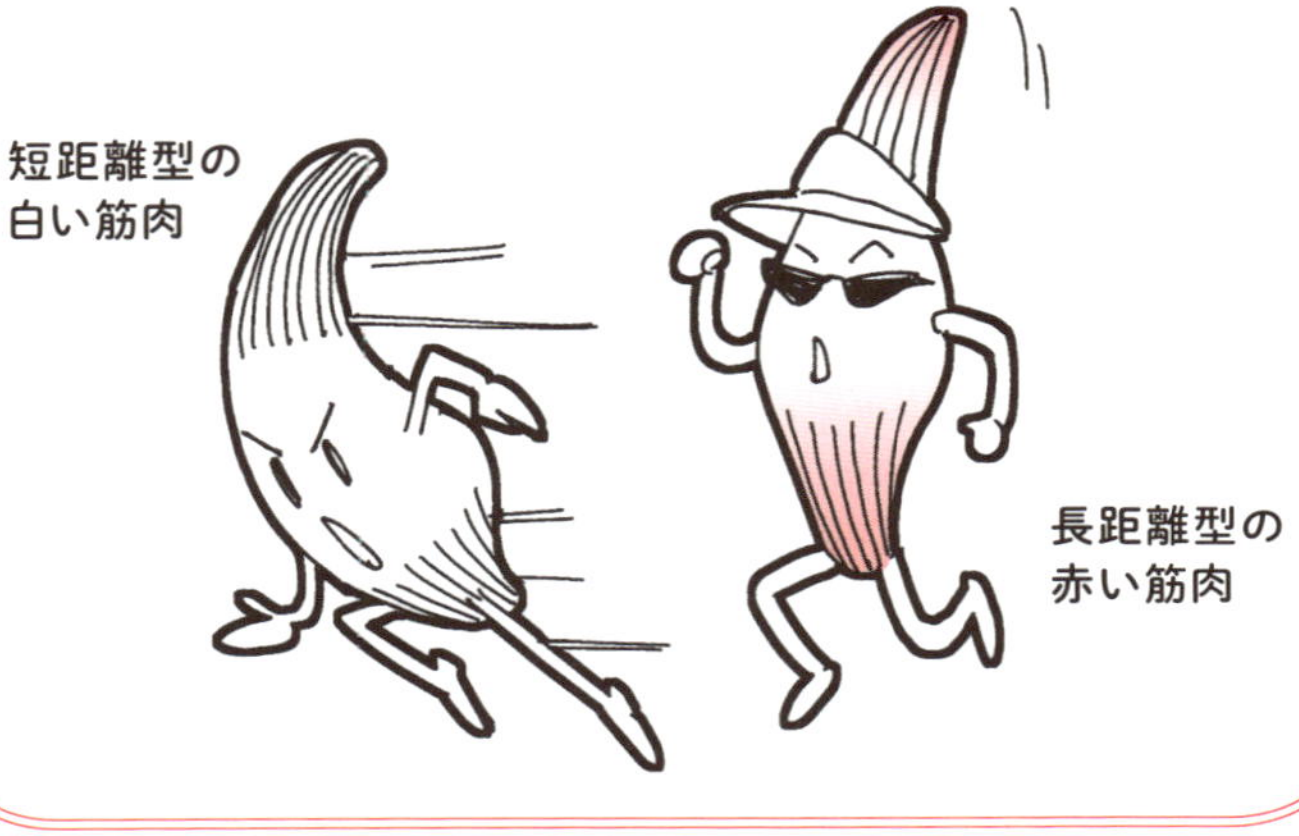

第1章

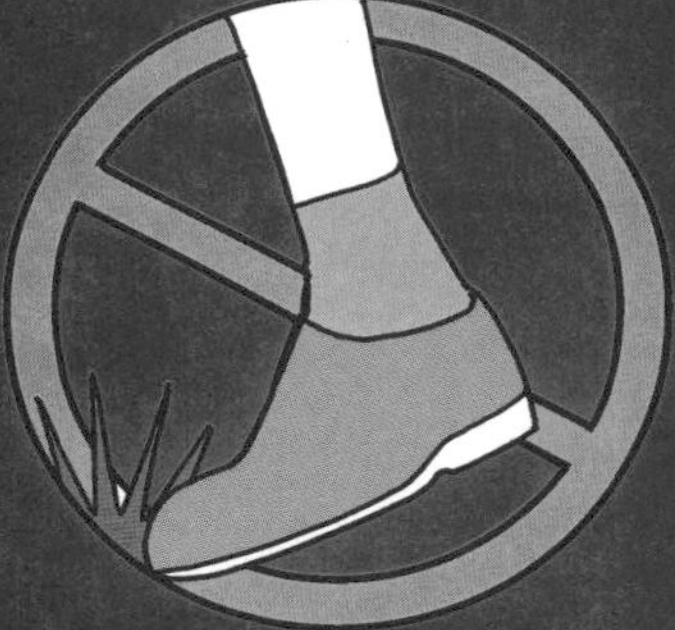

つまずきや転倒のリスクを知り、健康長寿を目差そう!

高齢になると、つまずきや転倒が、
骨折や要介護状態を引き寄せやすくなります。
身のまわりにあるつまずきや転倒リスクの可能性や
原因を正しく知って、
未然に防ぎ、健康長寿を目差しましょう。

「転倒、骨折」は、要介護状態を引き寄せる

内閣府の「平成30年版高齢社会白書」によると、介護保険制度で要支援または要介護の認定を受けた人は６０６・８万人（平成27年度末）。その数は、年々増加し続けています。**介護が必要になった原因の第４位は「骨折、転倒」。**高齢になると、筋肉が衰えたり、骨がもろくなって、ちょっとした転倒でも骨折しやすくなります。また、第5位に、つまずきや転倒を引き起こしやすい「関節疾患」があるのも見逃せません。

特に高齢者に多いのが、転倒による太もものつけ根の骨折です。太もものつけ根を骨折すると、立つことも歩くこともできなくなり、それが原因で要介護状態になってしまいます。

つまずきは転倒を、**転倒は骨折を、骨折は入院や要介護状態を、**連鎖して引き寄せてしまう結果になるのです。

介護が必要になった原因 第4位は「骨折、転倒」

1位	認知症	18.7%
2位	脳卒中	15.1%
3位	高齢による衰弱	13.8%
4位	**骨折、転倒**	**12.5%**
5位	関節疾患	10.2%

※出典：内閣府「平成30年版高齢社会白書（全体版）」

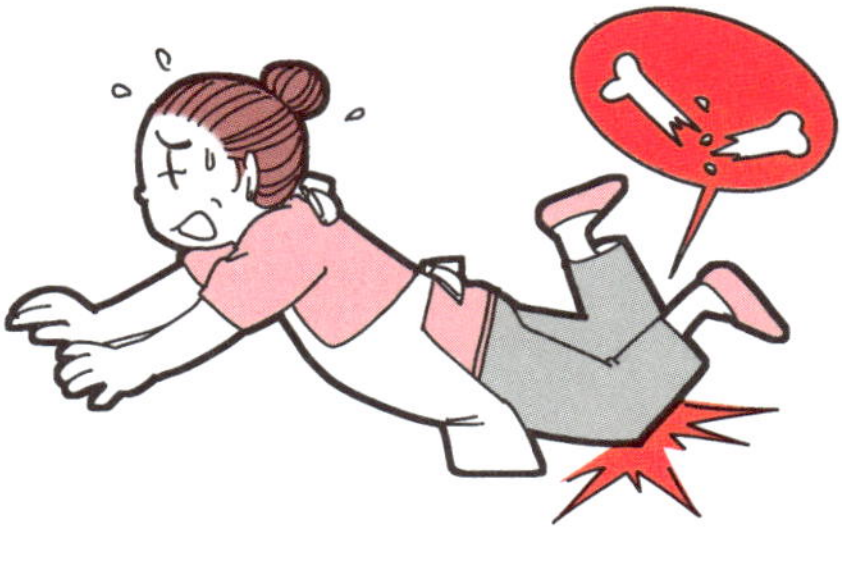

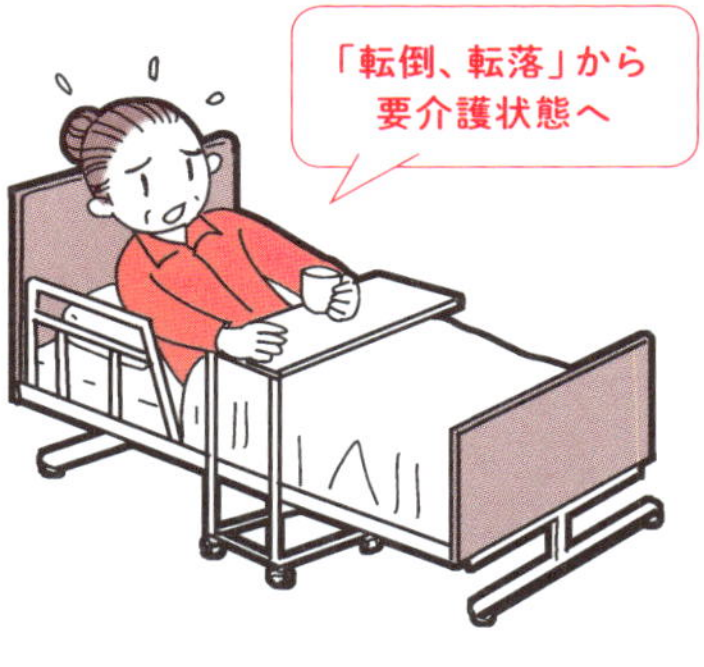

要介護と要支援って?

要支援（段階1〜2）

人の手を借りなくても自力で生活できる状態。

要介護（段階1〜5）

自力で生活を営むのは困難で、なんらかの介護を受ける必要がある状態。要介護には1〜5の段階があり、要介護5では、ほぼ寝たきりの状態となる。

高齢者の「転倒、転落」リスクに要注意！

厚生労働省の「人口動態調査」によると、毎年約3万人以上の高齢者が「不慮の事故」で亡くなっています。

高齢者の「不慮の事故」の死亡原因をみると、1位の「誤嚥《ごえん》※などの不慮《ふりょ》の事故」に次いで、第2位が「転倒、転落」による死亡。「転倒、転落」による死亡者数は、なんと第4位の「交通事故」の倍以上となっています。

交通事故死よりも多い「転倒、転落」死は、前期高齢者（65〜74歳）と後期高齢者（75歳以上）との間の差が大きく、65歳以降、年代が上がるにつれて、死亡者数が増加しています。

特に75歳以降、5歳年齢が上がるごとに、人口10万人あたりの死亡者数は倍増しており、**高齢になるほど「転倒、転落」での死亡リスクが増加する傾向**にあります。

※誤嚥…食べものや異物を、食道ではなく誤って気道に飲み込んでしまうこと

高齢者の「不慮の事故」による死亡原因 第2位は「転倒、転落」

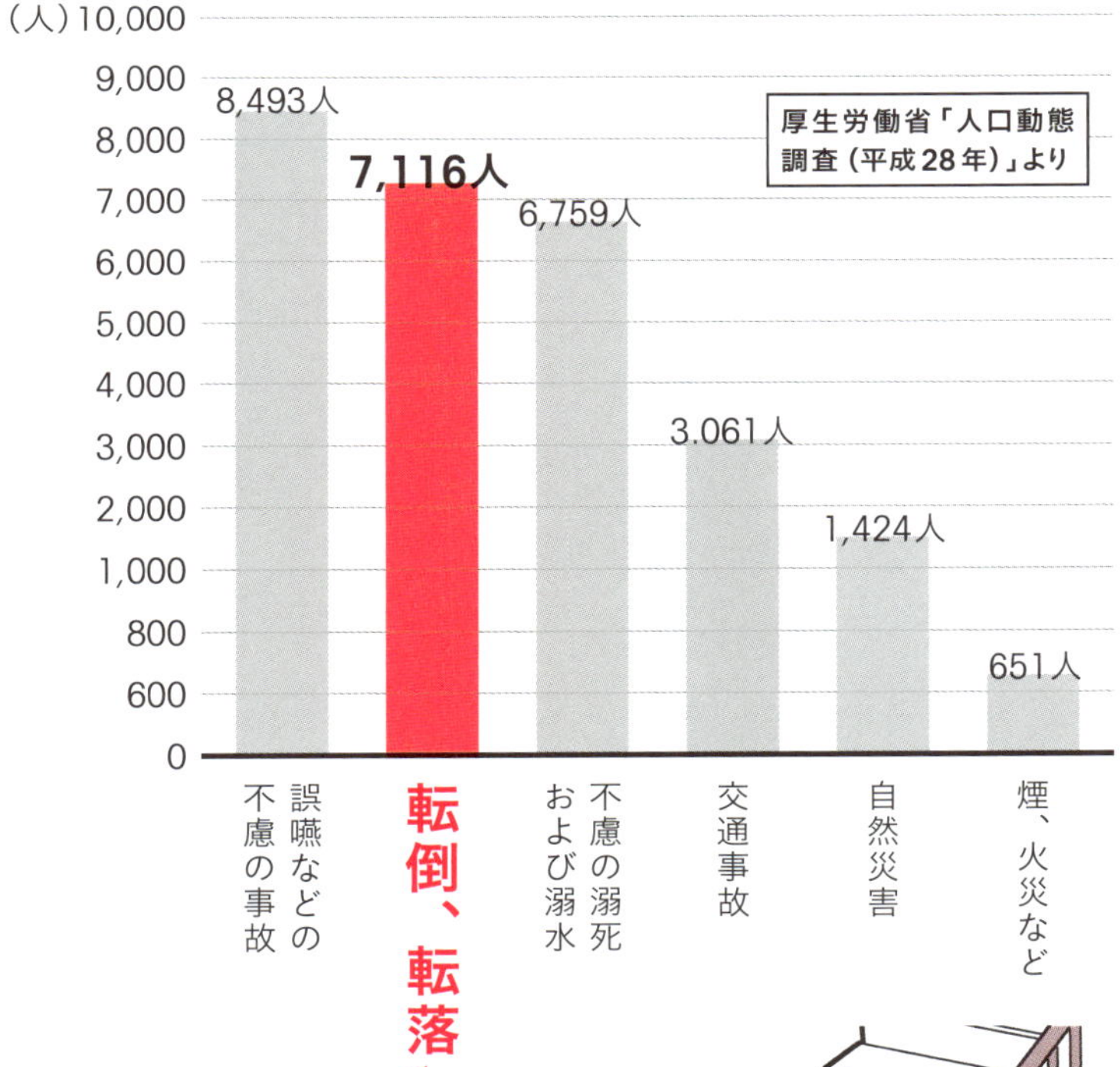

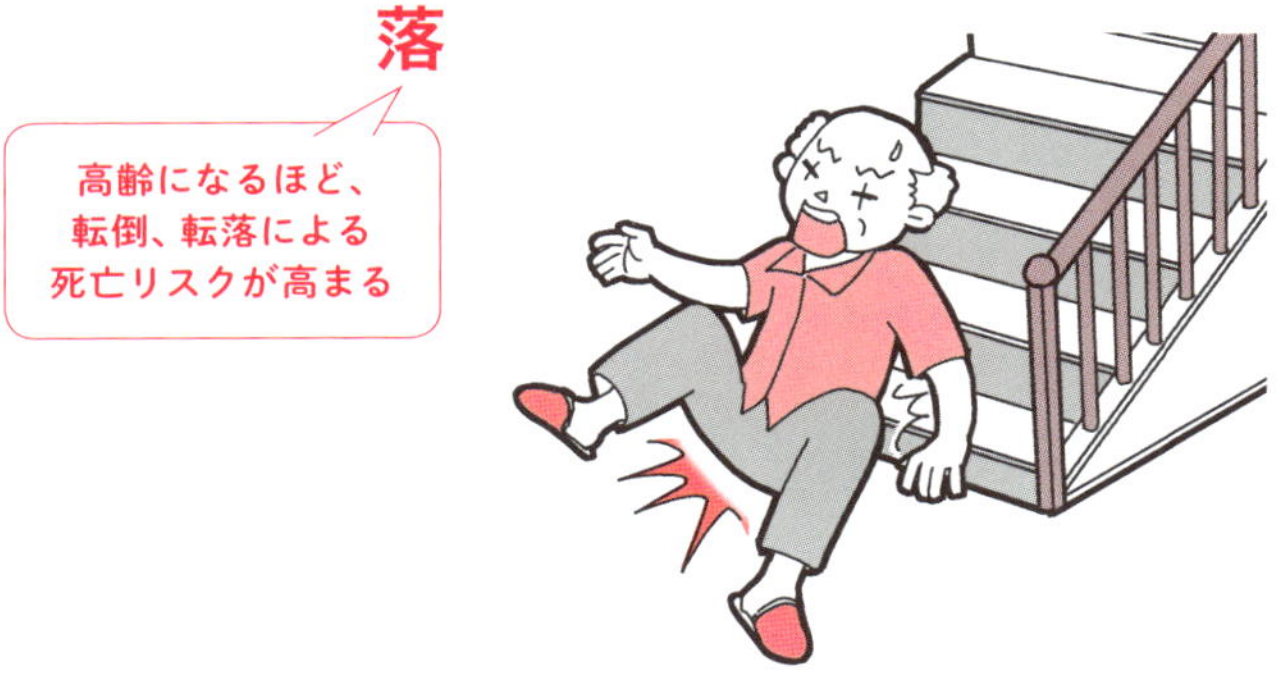

高齢者の救急搬送の約8割は「転ぶ」事故

東京消防庁の救急搬送データによると、日常生活の事故で救急搬送されるのは65歳以上の高齢者が多く、全体の約8割以上におよびます。平成29年中では７６，８８９人の高齢者が救急搬送されています。

高齢者の救急搬送の事故種別では、道路や段差から「転ぶ」事故の割合が最も多く、約8割。次に、階段、ベッド、イスから「落ちる」事故が、約1割となっています。

合計すると9割にも達する「転ぶ」「落ちる」事故も、加齢にともなう身体機能の低下、特に筋力、視力や注意力の低下が原因と考えられます。

さらに高齢者の「転ぶ」「落ちる」事故による救急搬送では、3割以上の人たちが入院を必要とする「中等症」以上の重症度となっており、**高齢者の事故は重症化しやすい**ことがわかります。

高齢者の救急搬送の事故
「転ぶ」約8割＋「落ちる」約1割

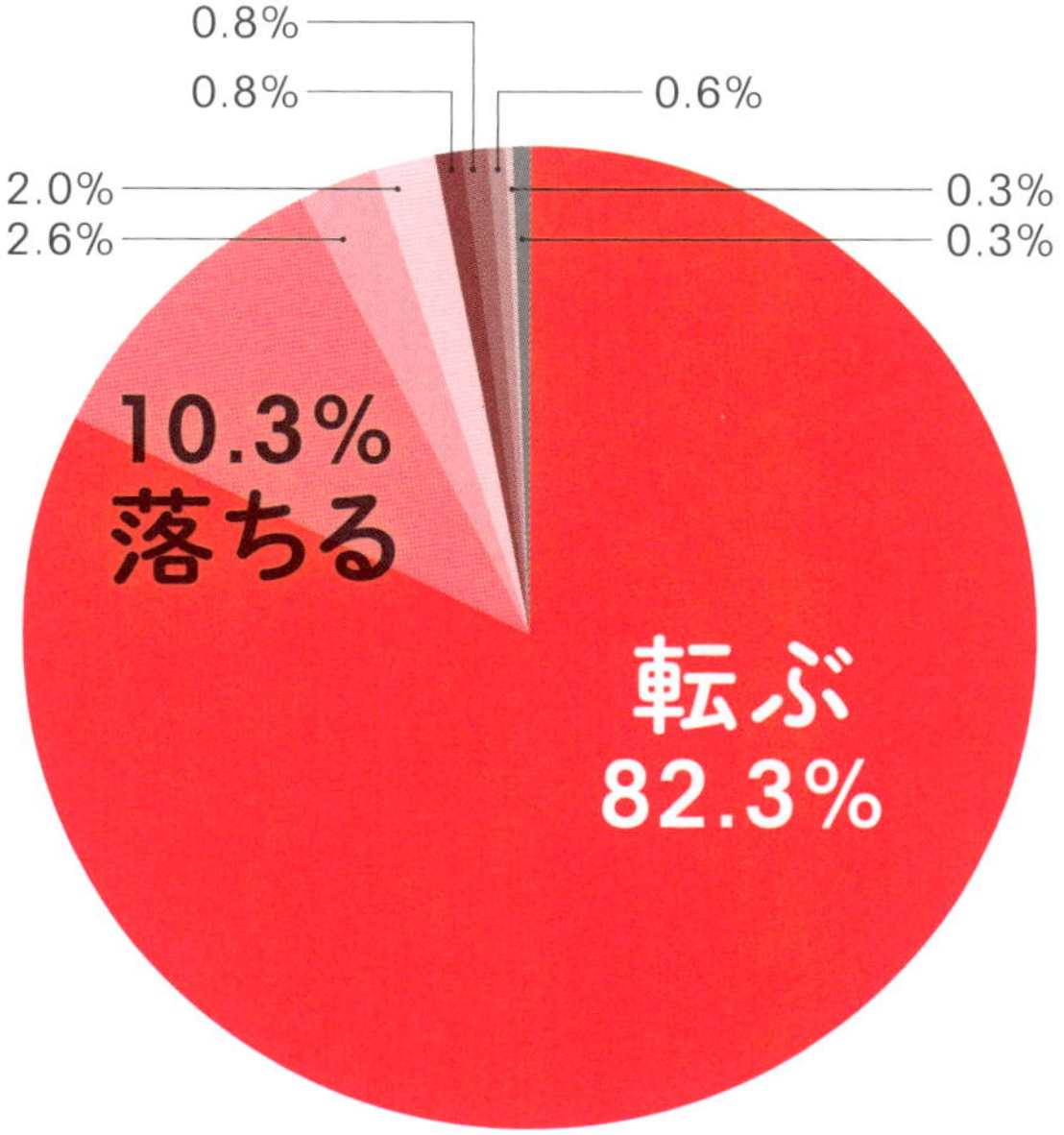

■転ぶ：55,614人
■落ちる：6,932人
■ものが詰まるなど：1,722人
■ぶつかる：1,341人
■溺れる：527人
■切る、刺さる：525人
■挟む、挟まれる：400人
■かまれる、刺される：213人
■やけど：186人

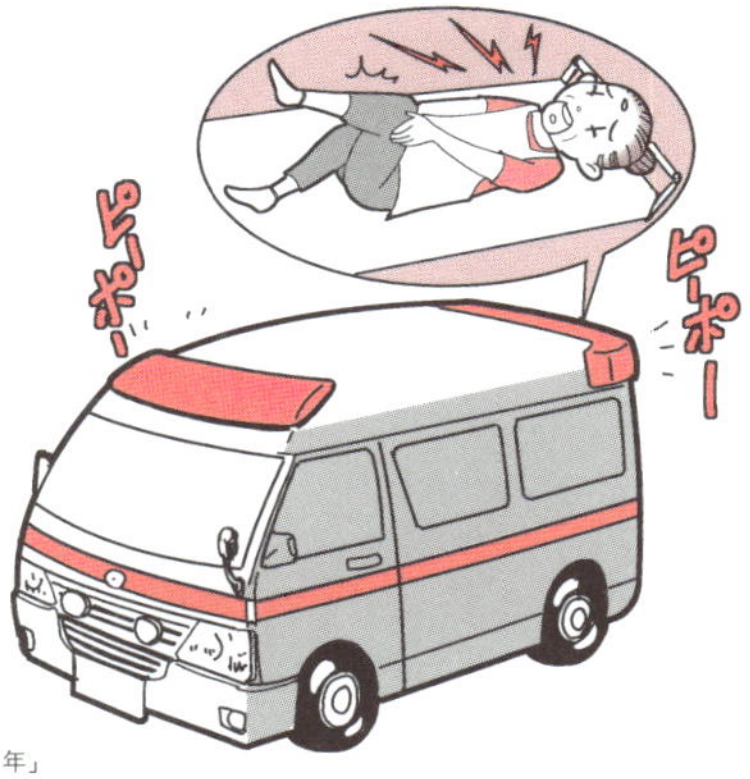

※東京消防庁「救急搬送データからみる 日常生活事故の実態 平成29年」
※事故種別が「その他」「不明」を除く

つまずき、転倒は居住場所が半分以上を占める

高齢者の救急搬送データを見ると、約6割以上の事故が、住宅などの居住場所で発生しています。

事故の種類別の発生場所では、**救急搬送の約8割を占める「転ぶ」事故は、多い順から、道路、段差、廊下、階段、玄関で発生**しています。

道路は、雨の日などで濡れた道路や、マンホールや側溝につまずいて転びやすくなっています。居住場所では、段差、廊下、階段、玄関といった、段差のある暗い場所や、つまずきやすい場所で、多く事故が発生しています。

高齢になればなるほど、住み慣れた居住場所であっても、危険な場所になる可能性が高まります。**つまずきやすいものや段差をなくして、転倒を防止できる安全な居住場所づくりが必要**です。

高齢者の事故別発生場所

転ぶ

1位	道路
2位	段差
3位	廊下
4位	階段
5位	玄関

落ちる

1位	階段
2位	ベッド
3位	イス
4位	脚立《きやたつ》、踏み台、足場
5位	エスカレーター

※東京消防庁「救急搬送データからみる 日常生活事故の実態　平成29年」

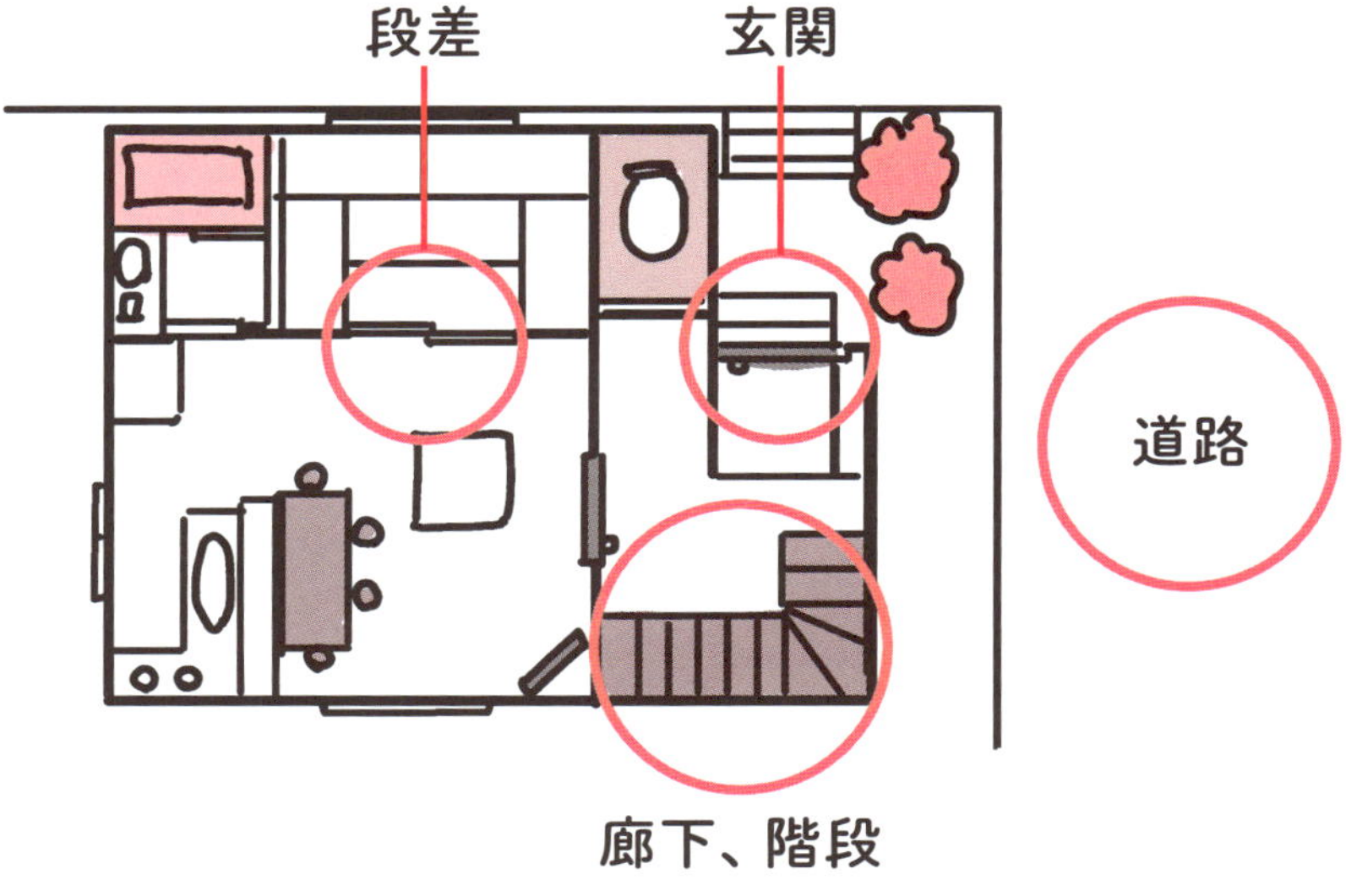

ちょっとした段差が、つまずきや転倒事故を招く

「転倒、転落」で亡くなったり、救急搬送が必要になるほどの大きな事故でなくても、高齢者の自宅での転倒事故は、ひんぱんに起きています。大きなケガではなく、転倒による打撲、すり傷、ねんざ程度であったとしても、自宅内につまずきの原因があるということです。

内閣府が、平成22年に60歳以上の高齢者の転倒事故について調査したところ、**自宅内で転倒した場所では、「庭」「居間、茶の間、リビング」「玄関、ホール、ポーチ」が上位**にあげられています。庭では、庭の手入れなどの作業時、脚立などからの落下の危険があります。「玄関、ホール、ポーチ」は、段差や足もとの暗さも考えられます。段差がほとんどない「居間、茶の間、リビング」でも電気コードなどのちょっとしたものがつまずきの原因となります。

高齢者が自宅で転倒した場所

1位	庭	36.4%
2位	居間、茶の間、リビング	20.5%
3位	玄関、ホール、ポーチ	17.4%
4位	階段	13.8%
5位	寝室	10.3%
6位	廊下	8.2%
7位	浴室	6.2%
7位	台所	6.2%

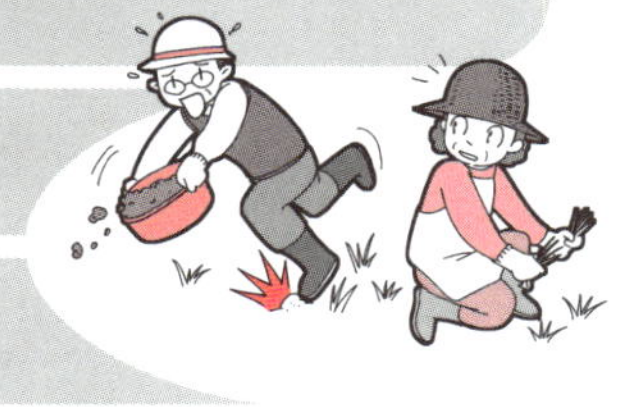

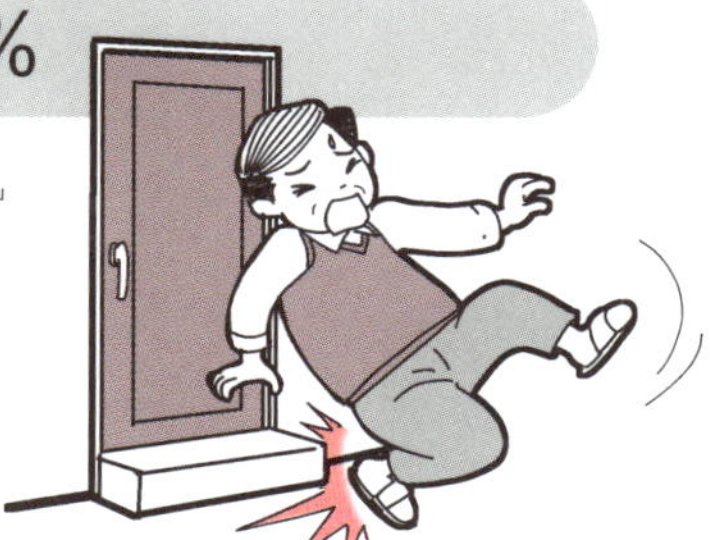

※複数回答

※内閣府「平成22年度 高齢者の住宅と生活環境に関する意識調査結果」

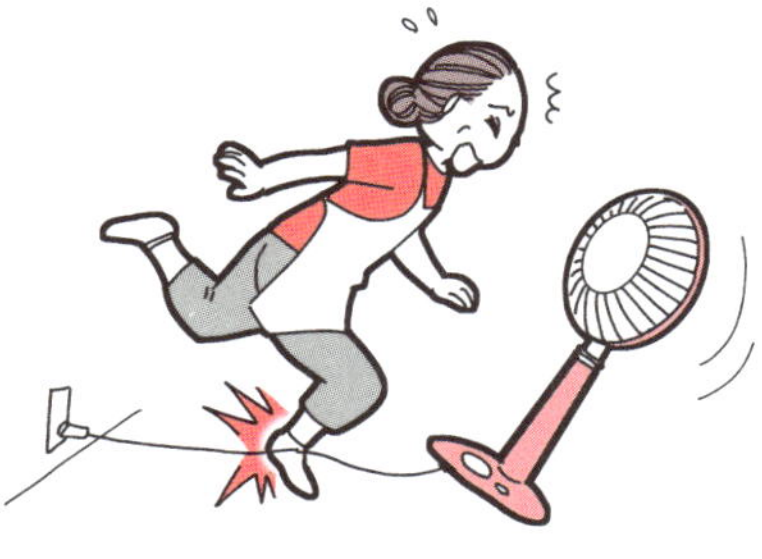

バランス能力が落ちるとつまずきやすい

高齢者がつまずきやすい原因には、筋力の衰えのほかに、加齢によるバランス能力の低下があげられます。歩くとき、立つとき、しゃがむとき、私たちは、無意識のうちに体の重心をとってバランスを整えています。

バランス能力は、20歳を１００％とすると、50歳代で40％、60歳代で30％。70歳代で20％と、加齢とともに低下していきます。

さらにバランス能力は、平衡《へいこう》機能《きのう》、認知機能、視覚などの感覚機能、運動能力といったさまざまな要素に影響を受けます。また、認知症やパーキンソン病といった加齢による疾患によって衰えることもあります。

最近、何もないところでつまずきやすくなったという人は、バランス能力をチェックするＴＵＧテスト（14ページ）を試してみてください。

バランス能力は加齢とともに低下する

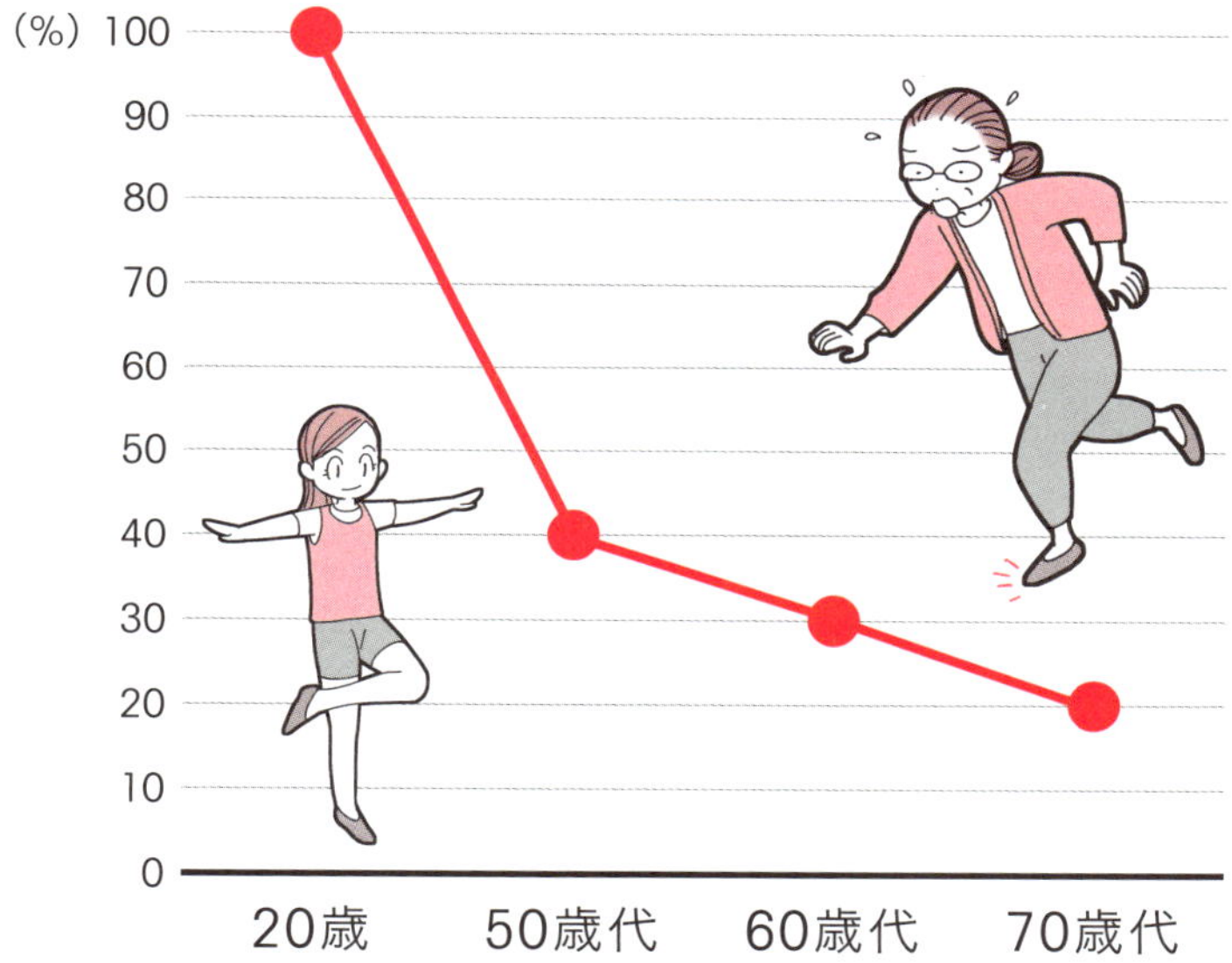

バランス能力はさまざまな要素が影響する

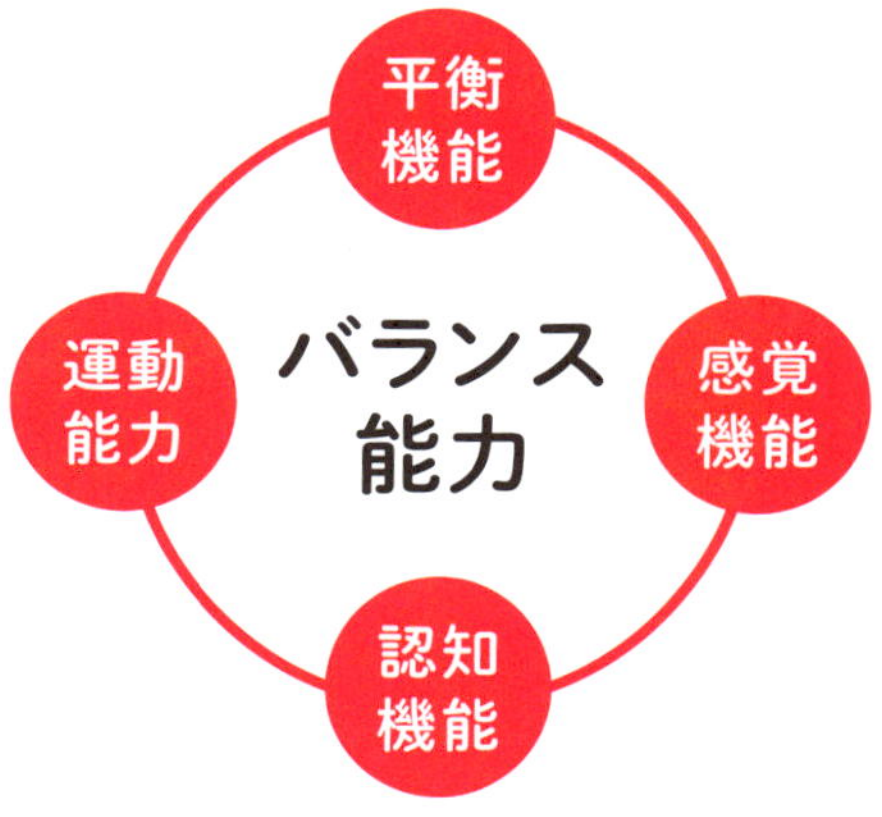

COLUMN 2

5年間の介護費用約216万円

骨折が原因で要介護5となった場合、5年間の介護保険の自己負担額を試算すると、約216万円となります。これは、全面的な介助が必要になる「要介護5」の状態で、1か月の介護費用約35万8,300円の1割を5年間支払い続けると考えた場合の介護費用のみの試算です。

若い頃からの貯金が老後を助けてくれるように、つまずきや骨《こつ》粗《そ》鬆《しよう》症《しよう》による骨折の予防対策を早くから行うことが、健康面でも金銭面でも、老後の生活を安心できるものにしてくれます。

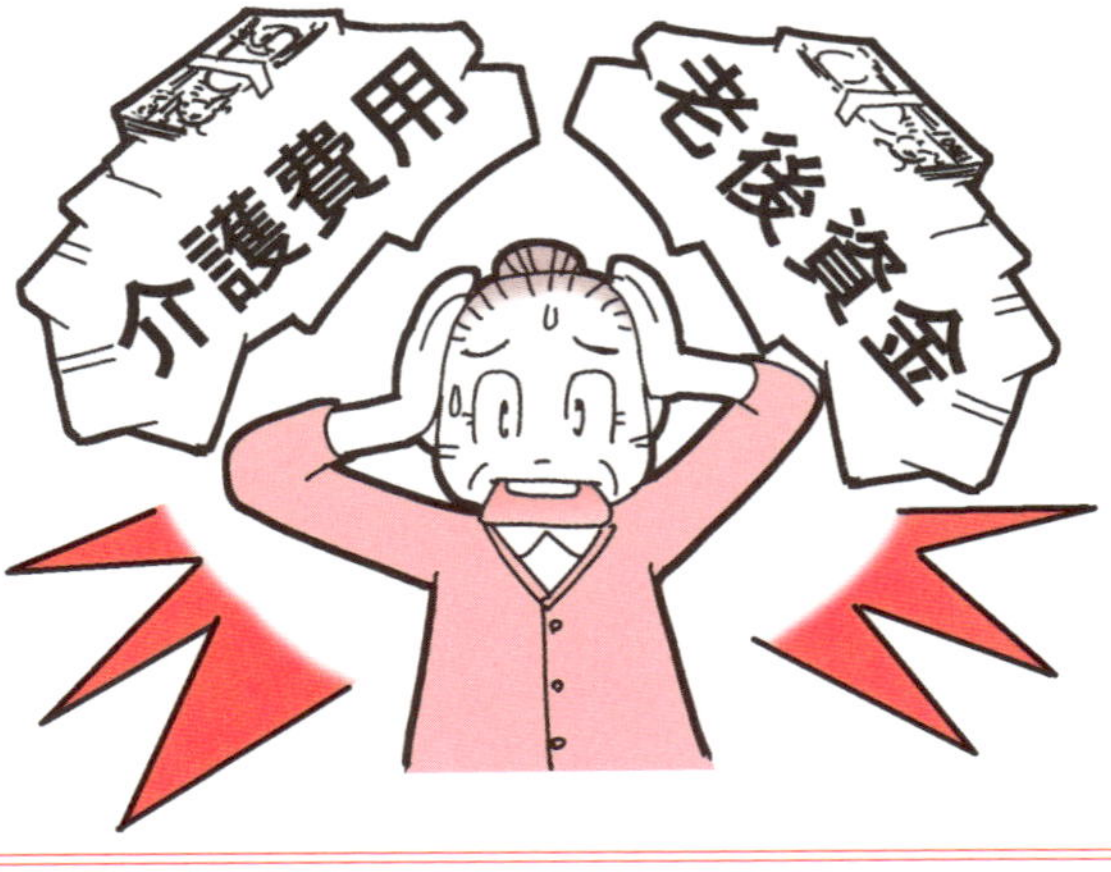

第2章

どんなときに
つまずくの?
つまずいたときは
どうすればいい?

人はどんなときにつまずきやすいのか?
高齢者がつまずきやすいシチュエーションと、
その予防方法をアドバイスします。

なぜ、つまずくの？①

人はなぜつまずくのか？

つまずきの原因はひとつではありません。身体能力や環境などの複合的な要因が重なって、つまずきやすくなります。加齢とともに、**筋力、視力、注意力、バランス能力が低下することにより**、若いときにはなんでもなかった段差でも、つま先が上がりきらずにひっかかって、つまずくことがあります。

高齢者だけでなく中高年でも、**姿勢や歩き方、足もとをじゃまする衣服や靴**といった要因によって、つまずきからの転倒事故を引き起こす可能性も！

ほかにも、**散らかった部屋、段差、障害物**といった外的環境要因が影響する場合もあります。

こうしたさまざまな要因やシチュエーションをひとつひとつ取り除いて、つまずかないための筋力づくりや安全な生活環境を整えることが必要です。

さまざまなつまずきの要因

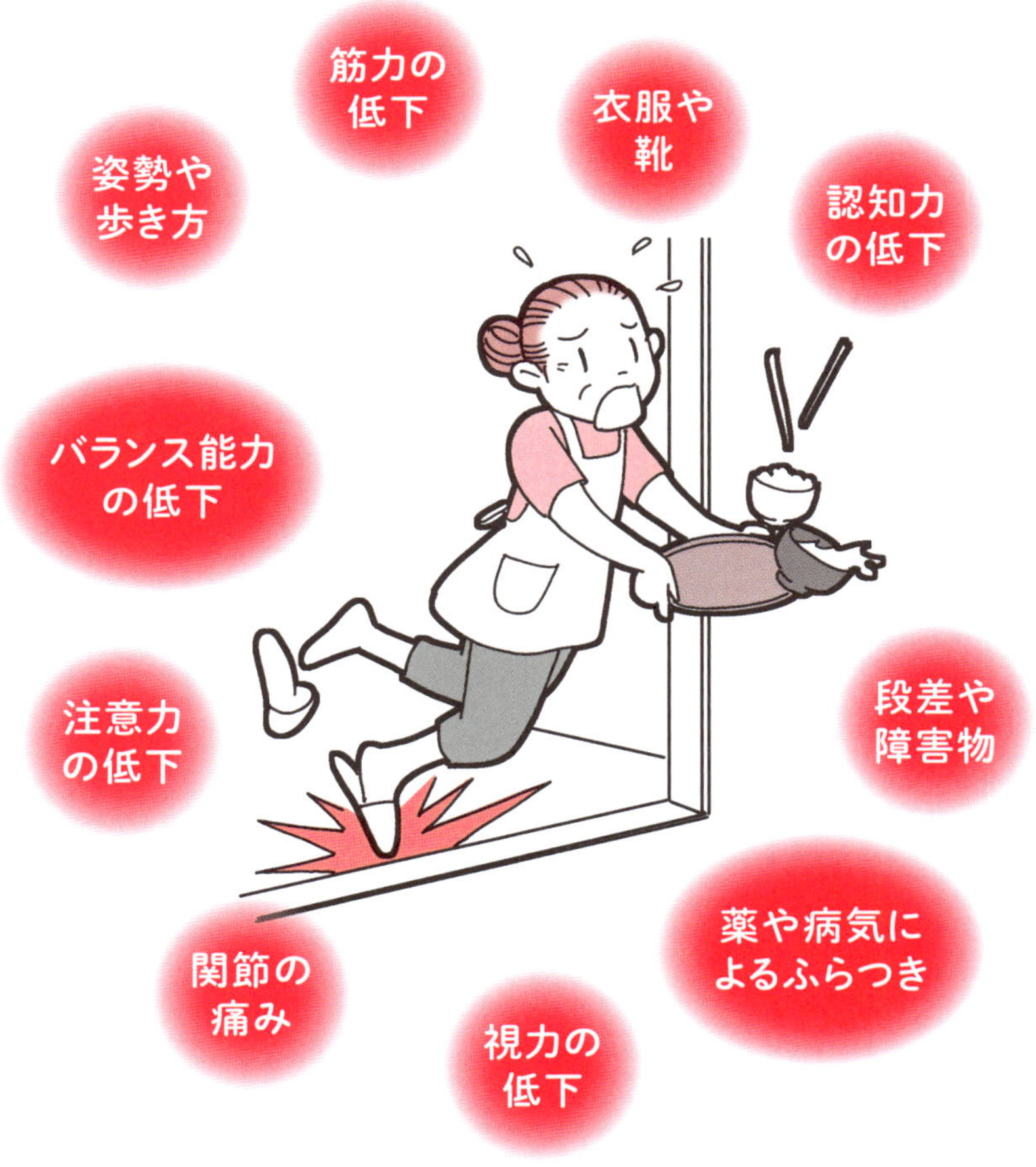

加齢とともに、つまずくことが多くなりますが、さまざまな要因によって、中高年でもつまずきからの転倒事故が増えています。

なぜ、
つまずくの?
②

なぜつまずくと怖いのか?

第1章を読むとわかるように、高齢者のつまずきや転倒による事故死は交通事故死よりも多く、救急搬送される転倒事故の件数も増えています。

特に高齢者の場合の転倒事故は、骨《こつ》粗《そ》鬆症《しょうしょう》の影響もあって、骨折しやすくなっているのが怖い点です。

第3章（90ページ）で詳しくご紹介しますが、**高齢者が転倒によって骨折する部位で最も重いケガは、太もものつけ根部分（大《だい》腿《たい》骨《こつ》頸《けい》部《ぶ》骨折《こっせつ》）**です。太もものつけ根部分を骨折すると、歩けなくなり、足が十分に使えるようになるまで1〜3か月はかかります。その間に、筋力の低下や関節が固くなって、体がどんどん弱っていくこともあります。骨折のケガ以外の合併症の進行が影響して、長期間の入院から要介護状態に陥ってしまうケースも少なくありません。

つまずきが、骨折、要介護状態を呼ぶ

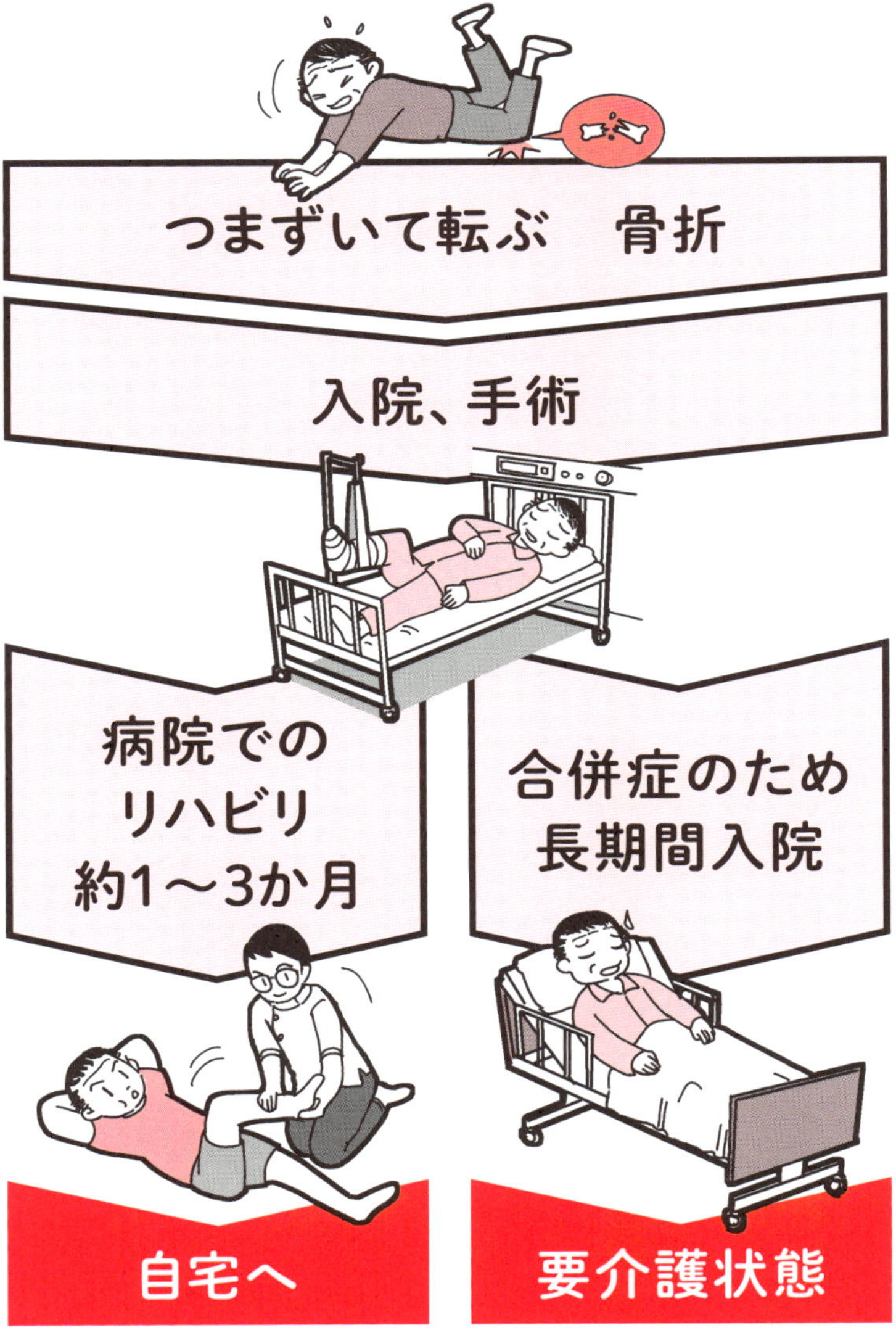

なぜ、
つまずくの？
③

どんなときにつまずくのか？

つまずきやすいシチュエーションは、階段の上り下り、家の中で立ち上がる動作をするとき、入浴中、玄関の出入り、庭仕事、外での散歩や買い物など、**さまざまな動作の最中**が考えられます。

また、段差や階段、障害物などの環境要因に足をとられてつまずくことのほかに、**同時にふたつの動作をするときに、転倒事故が起こりやすい**こともわかっています。たとえば、お茶を運んでいるときにかかってきた電話を取ろうとしてつまずく。階段を下りるときに、よそ見をして足をすべらせる。イスに座って作業しているときに、別のものを取ろうとして転倒する。

何気なしにやってしまうことですが、ふたつのことを同時にしないように注意するだけでも、つまずき防止には効果的です。

同時にふたつの動作をするときは要注意

家の中でも

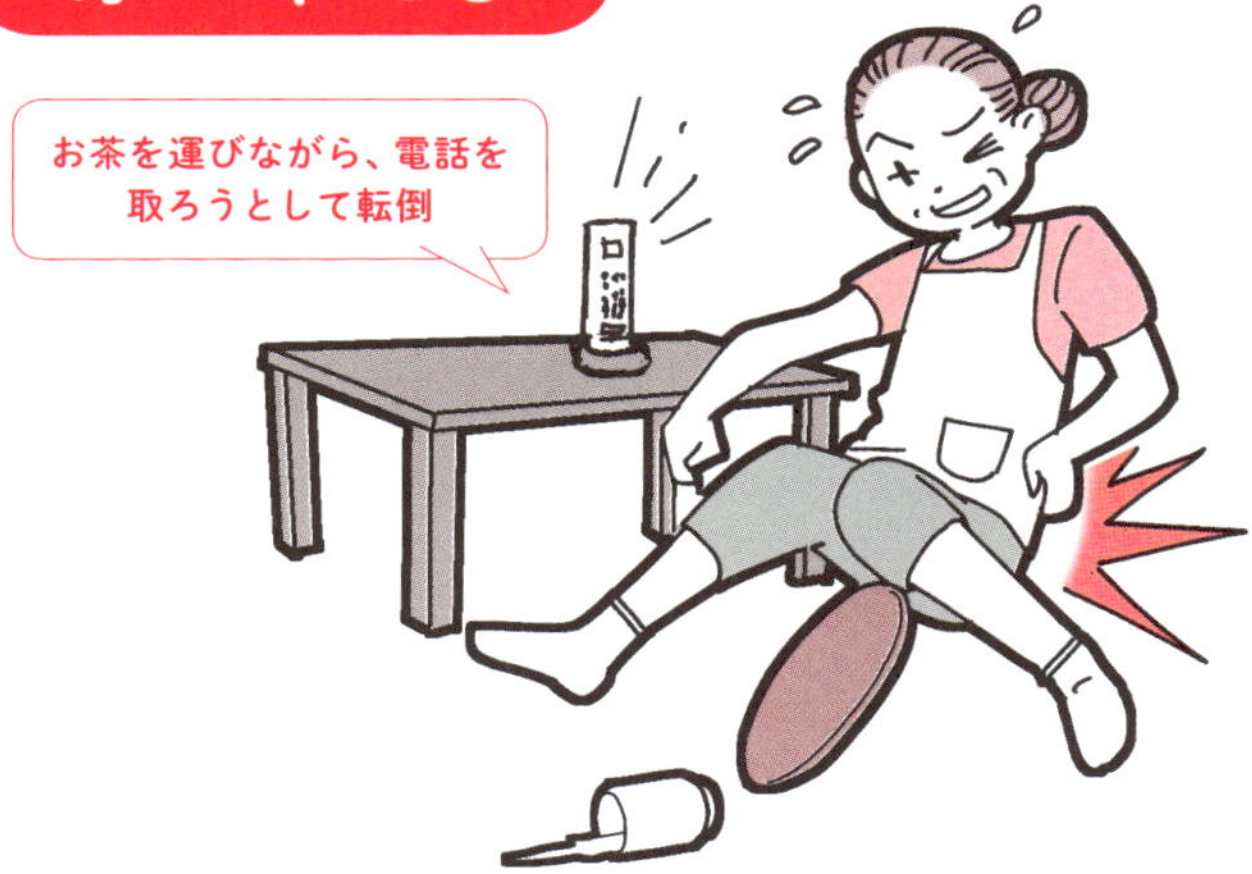

家の外でも

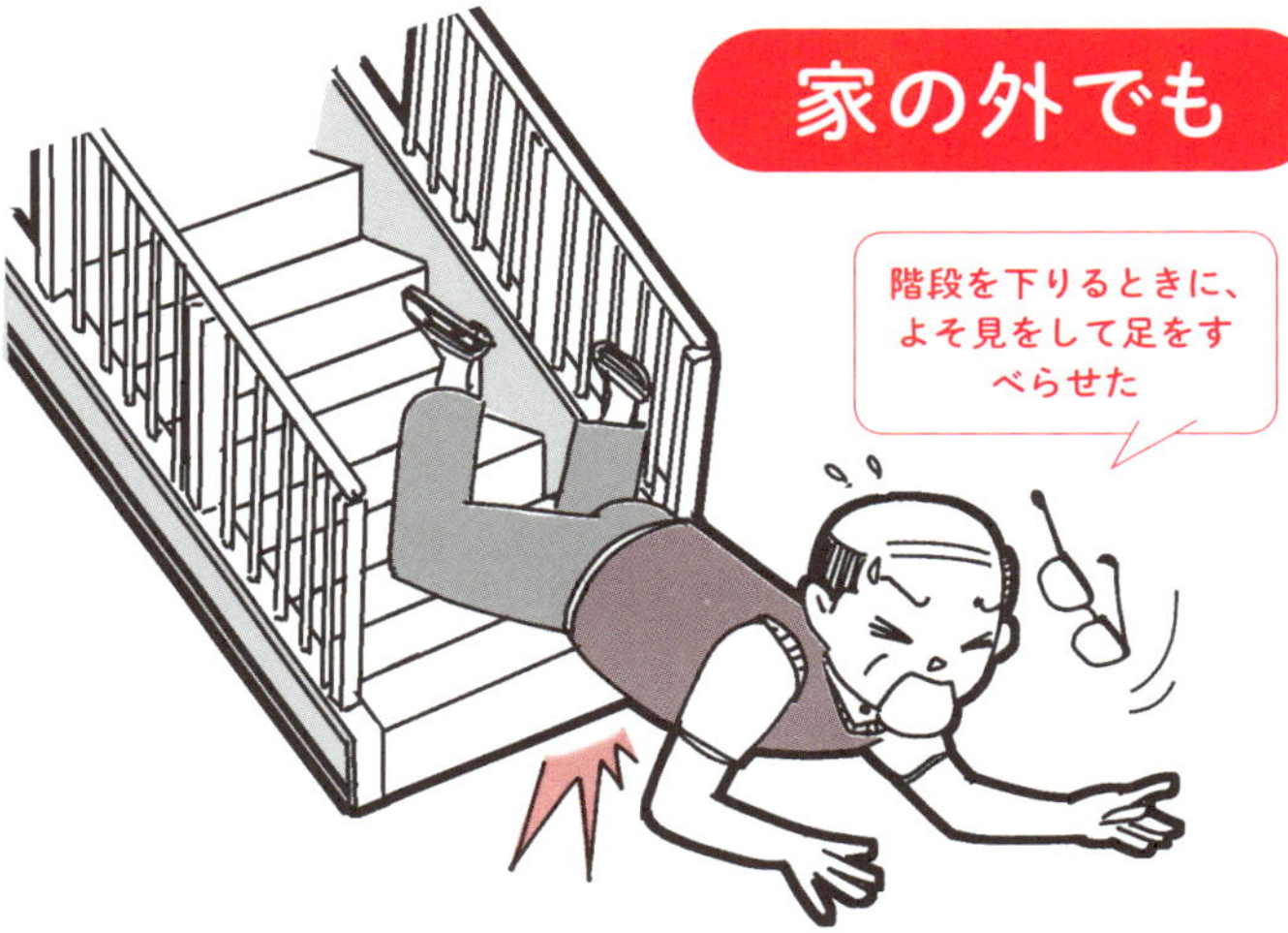

つまずき
ポイント
①

階段を上り下りするとき

転倒事故でも落下事故でも、**階段は事故発生場所の上位**です。

階段は、家の中でも大きな段差がある場所です。スリッパのようなかかとのない内履きで階段を上り下りすることでも、つまずく危険性が増します。階段だけに限らず、**すべりやすい内履きや靴下を家の中で使わない**ようにしましょう。

夜間にトイレへ行く際に、暗い階段を踏み外してしまう事故も多くあります。階段には、**人感センサー式の照明**などを取り入れて、常に明るく足もとが照らせる環境に整えておくことが重要です。

階段でバランスを崩して転倒しないように、「家の中に手すりをつける（68ページ）」を参照して、**手すりの設置**も検討してください。

階段は、一段一段慎重に上り下りするという、日頃からの意識も重要です。

階段を踏み外す、バランスを崩す

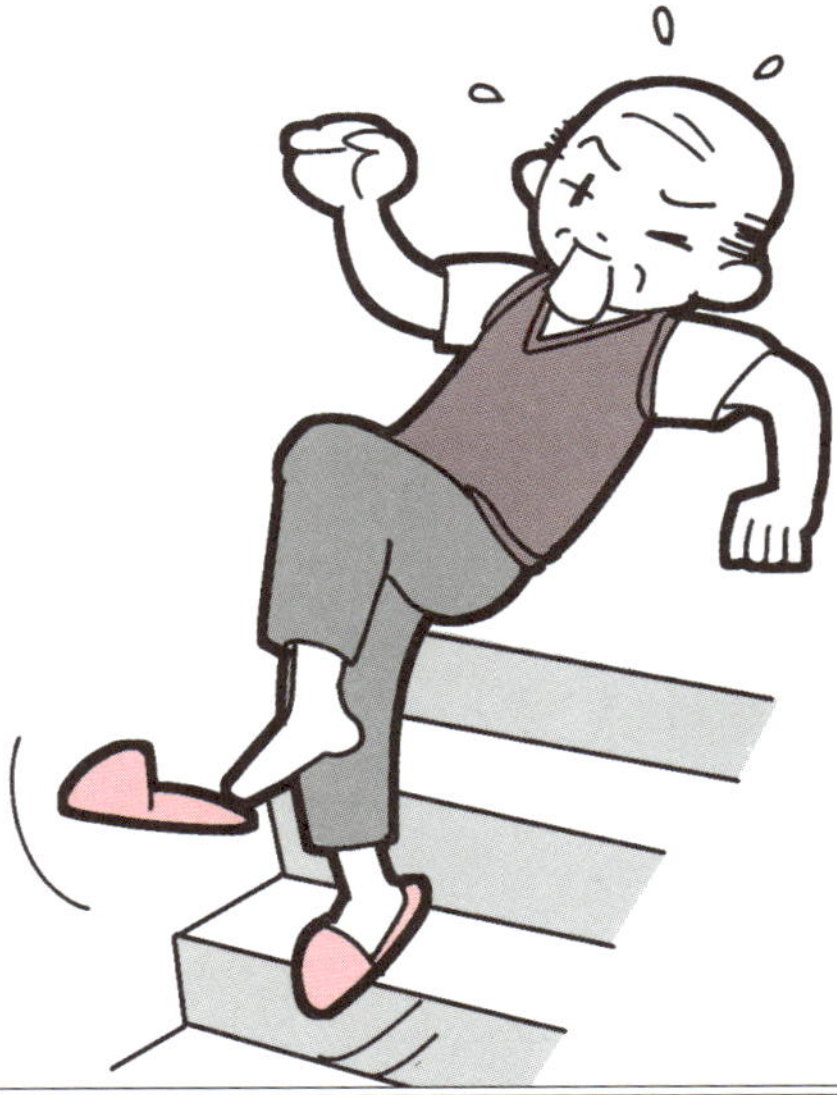

階段のチェックポイント

- □ センサー式の照明がついているか
- □ 階段に手すりはついているか
- □ 階段にモノを置いていないか
- □ 階段の踊り場やホールに、通行をじゃまする危険なものを置いていないか
- □ すべりやすい内履きや靴下を履いて、階段を上り下りしていないか

消費者庁「御注意ください！日常生活での高齢者の転倒・転落！ ーみんなで知ろう、防ごう、高齢者の事故 ①」より

つまずきポイント②

イスから立ち上がるとき

イスから立ち上がるときは、バランスを崩しやすいので慎重に行動する必要があります。特に背もたれやひじかけを支えにして立ち上がろうとするときには、**バランスを崩しやすい回転イスはおすすめできません。**

また、吊り戸棚やタンスの上などの高い所にあるものを取り出すためや、天井照明の電球を取り替えるために、イスを脚立《きやたつ》代わりに使って転落した事故事例も報告されています。**イスを脚立代わりに使うのは危険**です。

ほかにも、ひじかけのあるイスは衣服などがひっかかりやすいものです。イスの構造やデザインにも注意しましょう。長年使っているイスの場合は、脚のぐらつきや、座面が破けたりすべりやすくなっていたりしないか、ときどきメンテナンスがてら、よく使うイスの状態をチェックするとよいでしょう。

バランス能力は加齢とともに低下する

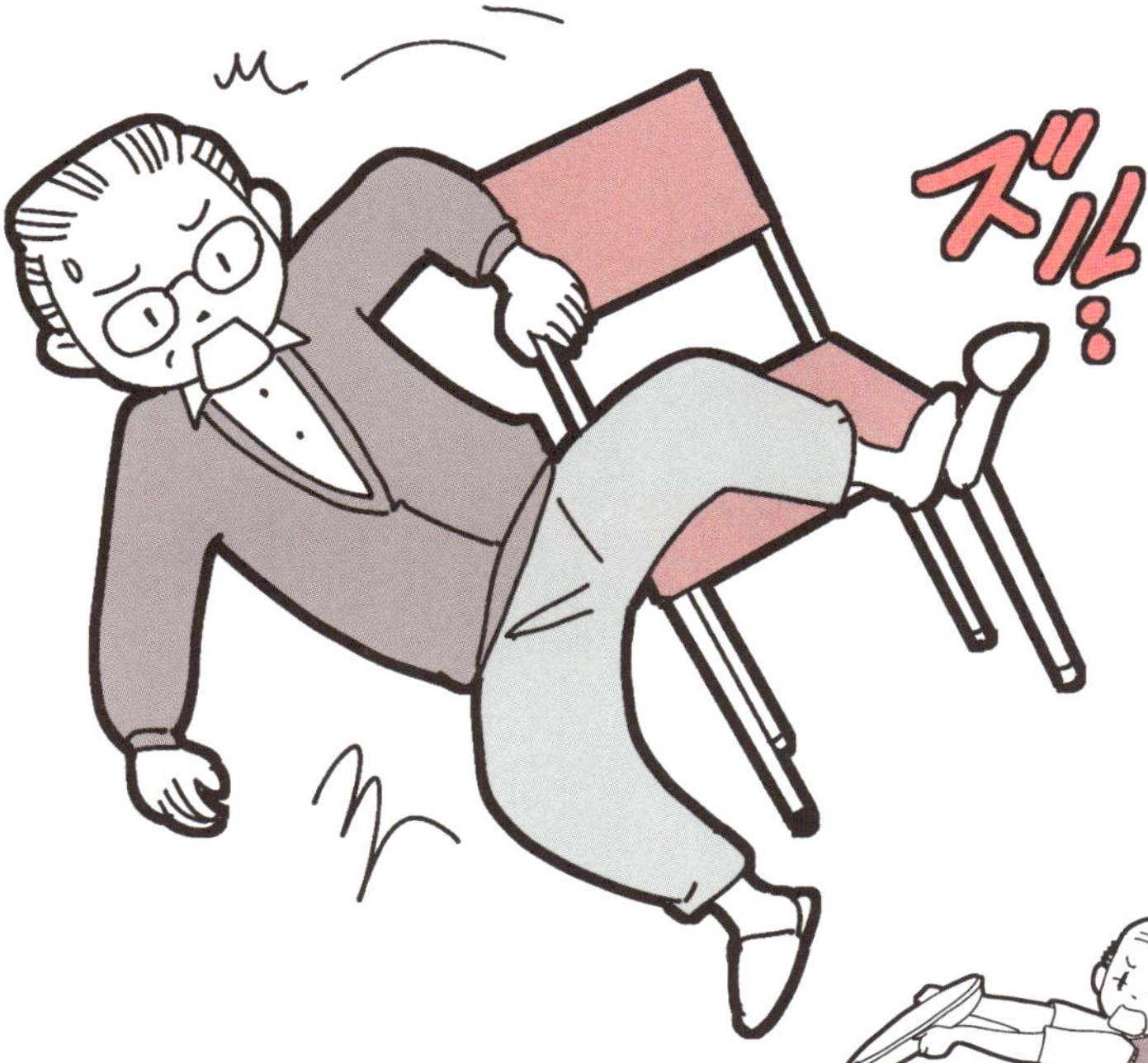

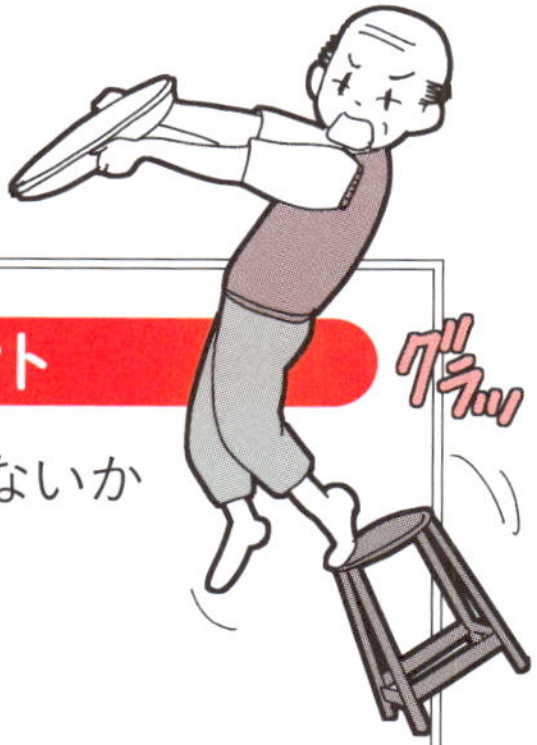

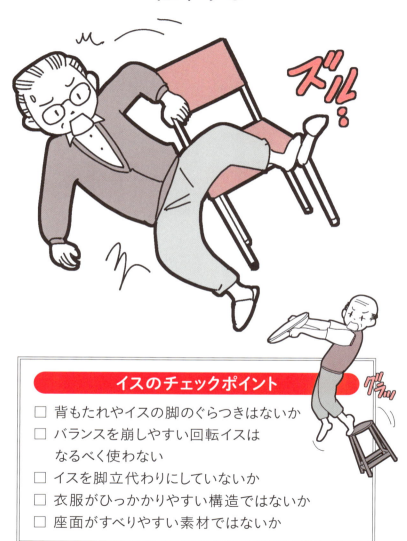

イスのチェックポイント

- □ 背もたれやイスの脚のぐらつきはないか
- □ バランスを崩しやすい回転イスはなるべく使わない
- □ イスを脚立代わりにしていないか
- □ 衣服がひっかかりやすい構造ではないか
- □ 座面がすべりやすい素材ではないか

つまずきポイント
③

ベッドや敷布団から立ち上がるとき

家庭で起こる事故のひとつに、夜間の中途覚醒状態での転倒事故があります。夜間寝ぼけた状態で起き上がると、足をとられて転倒しやすくなります。

起き上がるときに**ベッドからすべり落ち**たり、サイドレールや手すりがなくて**寝返りを打ったときに転落**したりする事故もあります。

起き上がって座っても、床に足がつかないほど高過ぎるベッドは、転倒の危険性がさらに高まります。

敷布団で寝ている方の場合、**布団に足がとられてつまずく事故**が多いです。関節の痛みがある方は、布団よりベッドの方が寝起きの負担は少ないはずです。この機会に、安全に配慮したベッドの導入を検討してみてもよいかもしれません。どちらの場合も、つまずきや転落に配慮して安全を確保してください。

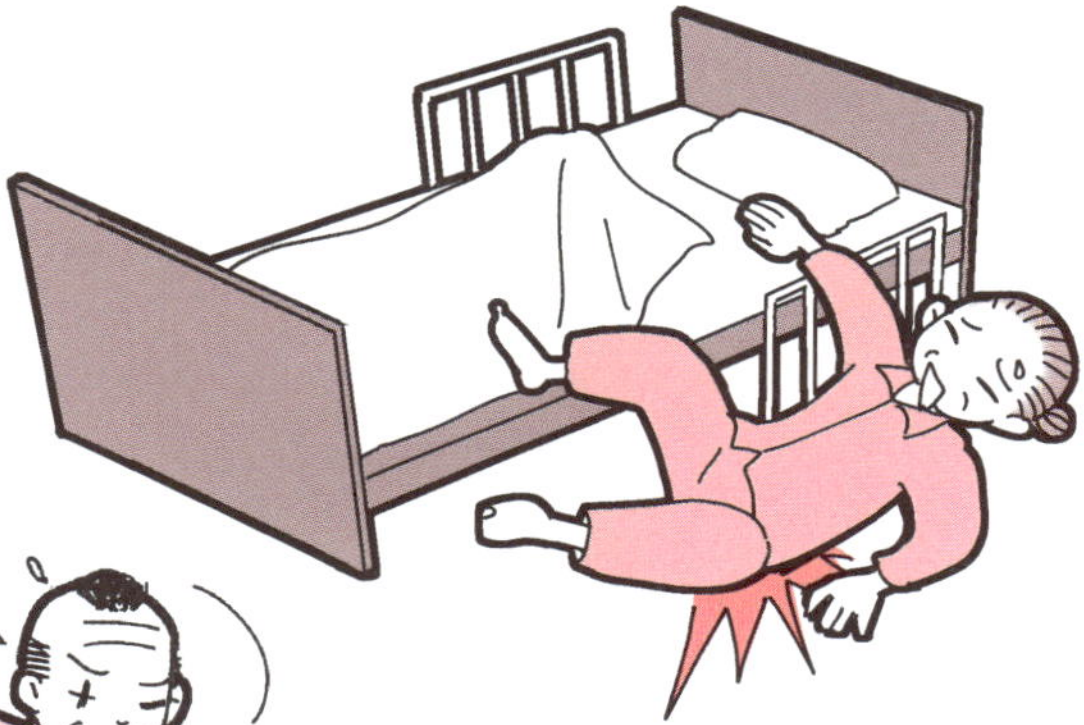

ベッドから転落する

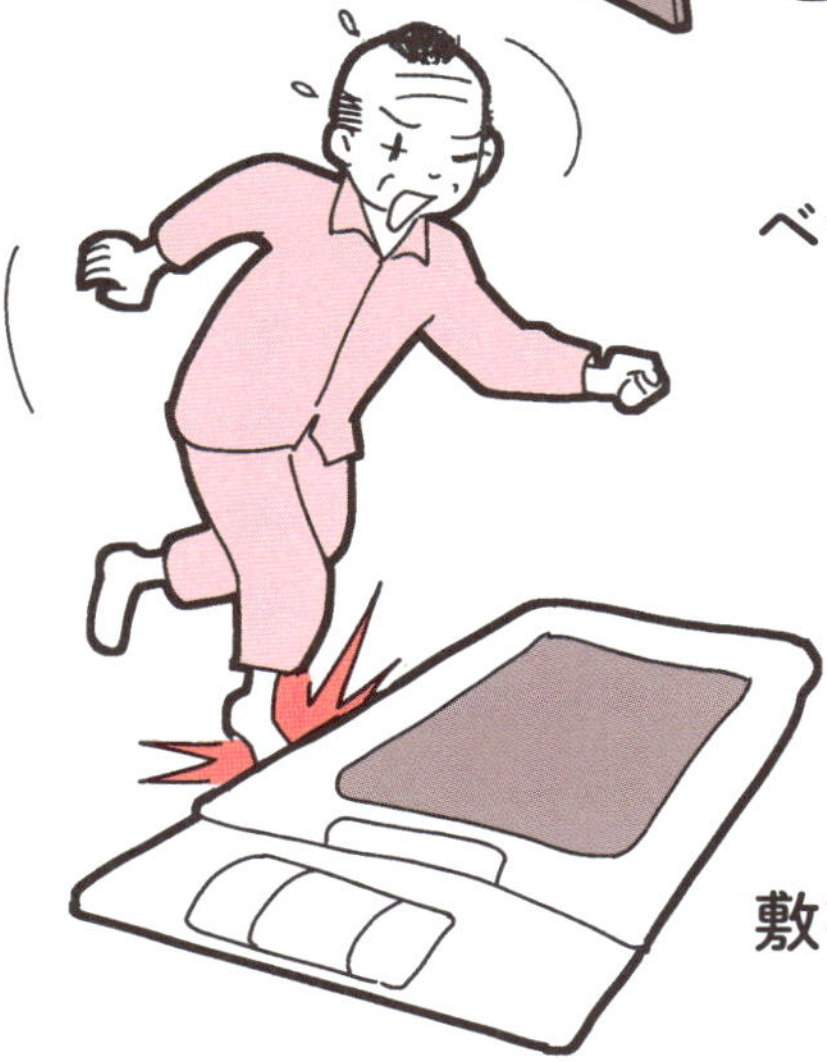

敷布団につまずく

ベッド、敷布団のチェックポイント

- □ ベッドの高さは、高過ぎないか
- □ ベッドにサイドレールや手すりがついているか
- □ 敷布団のまわりには十分なスペースがあるか（狭い場所に布団を敷くと足をとられやすい）
- □ パジャマやガウンの裾《すそ》が長過ぎてつまずきやすくないか

つまずきポイント④

ソファからの立ち上がり、座布団に足を取られたとき

ぶ厚いクッション、ツルツルした革や合皮素材の、座高の高過ぎるソファは、高齢者には不安定ですべり落ちる危険があります。

ソファから立ち上がるときにも、すべりやすい素材だと、手がすべってしまい支えにくいものです。

部屋の中での伝い歩き用の道具としてもソファを活用できるように、背もたれやひじかけが持ちやすいデザインになっているとさらによいです。

敷き布団で寝ている方にとっては、近くにソファがあると、起き上がるときの支えにもなります。

また、**座布団を床に出しっぱなしにしていると、つまずきの原因**にもなります。使わないときは、部屋の隅に片づけておくなどの習慣をつけてください。

ソファからのすべり落ち

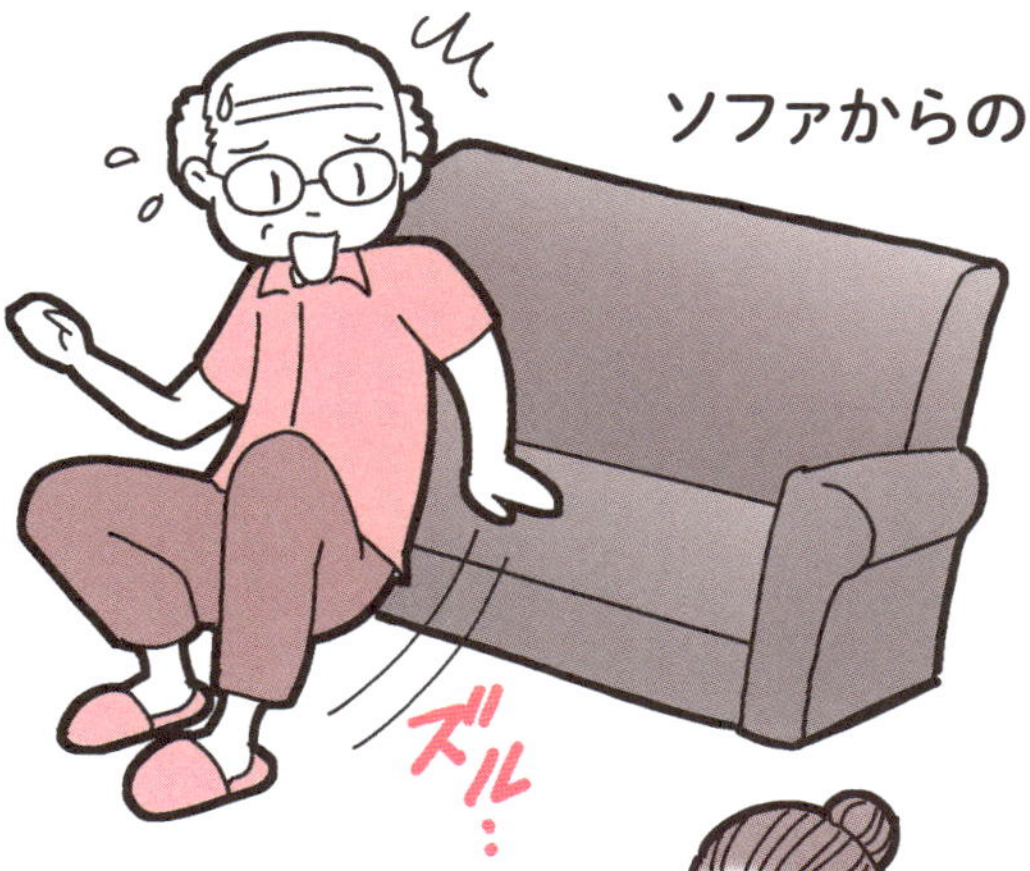

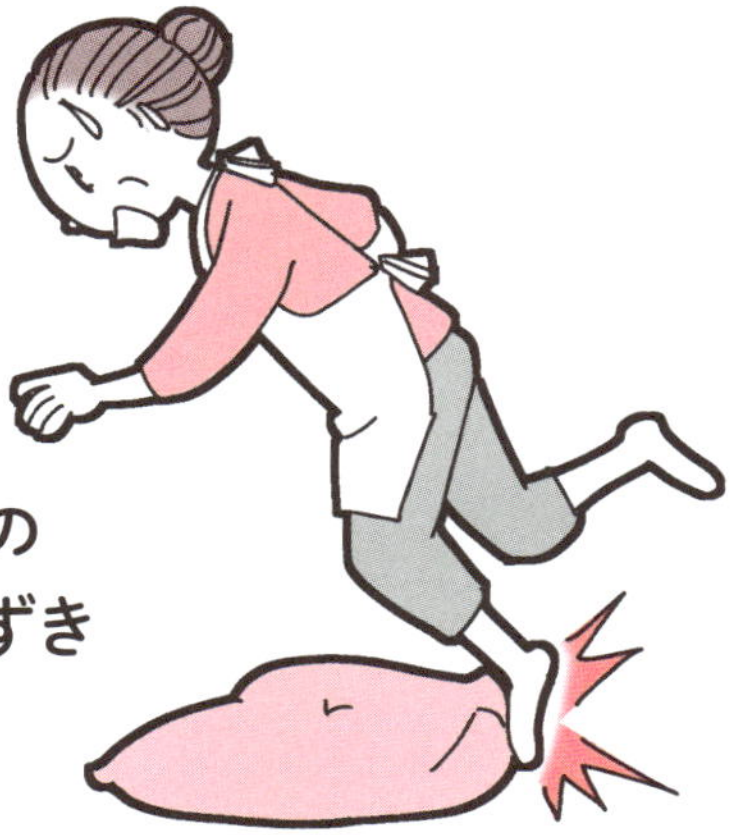

出しっぱなしの
座布団のつまずき

ソファ、座布団のチェックポイント

- □ すべり落ちやすい、革や合皮のツルツルした素材のソファではないか
- □ 不安定なぶ厚いクッションのソファではないか
- □ ソファに座ったときに、足が床につくか
- □ 座布団が床に出しっぱなしになっていないか

つまずき
ポイント
⑤

玄関で靴を履くとき

高齢者の転倒、転落事故では、自宅玄関の段差でつまずいて大腿骨を骨折した事例や、玄関でサンダルが脱ぎきれずに転倒した事例などの報告があり、玄関の段差が大きな事故を引き起こしているのがよくわかります。

玄関の土間は、大理石やコンクリートなどの固くて濡れるとすべりやすい床材を使っていることが多く、つまずいて転倒した場合、相当なダメージを受けますので注意が必要です。雨の日に傘や靴で濡れたら、すぐ拭きましょう。

玄関の上がり框《かまち》で靴の脱ぎ履きがしやすいように、腰かけ台や固定されたイスがあると便利です。段差を上り下りしやすいように、手すりがついていると、体を支えやすくなります。また、昼でも暗い玄関であれば、足もとがよく見えるように、**十分な照明を確保す**るようにしてください。

玄関の段差でつまずく

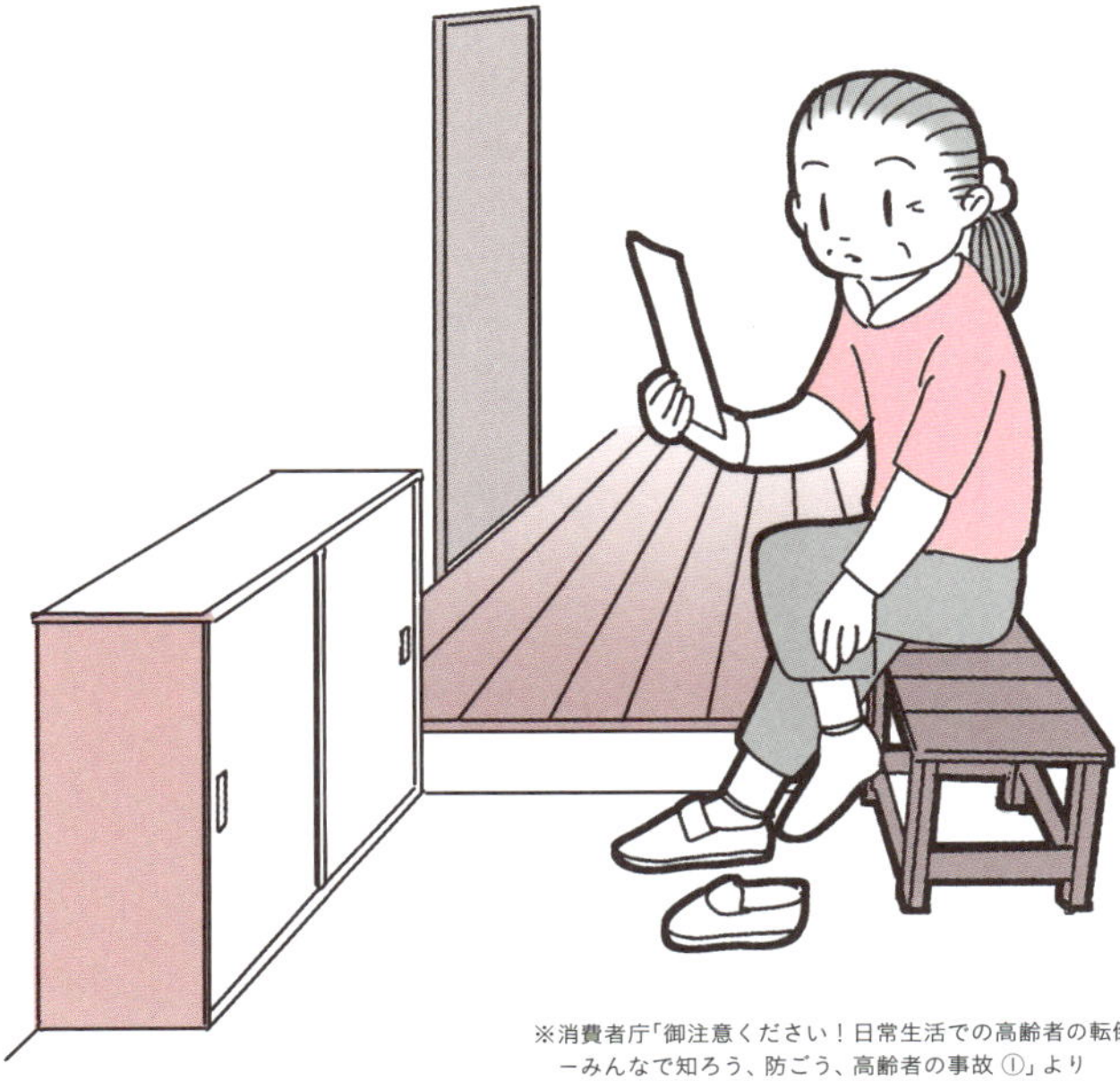

※消費者庁「御注意ください！日常生活での高齢者の転倒・転落！
ーみんなで知ろう、防ごう、高齢者の事故 ①」より

玄関のチェックポイント

- □ 靴を脱ぎ履きする場所に手すりはあるか
- □ 靴を脱ぎ履きする場所に腰かけ台や固定されたイスはあるか
- □ 玄関の上がり框《かまち》に手すりをつけて、上がりやすくしてあるか
- □ 玄関ホールの床はすべりやすい床材ではないか
- □ 昼でも十分な明るさは確保できているか
- □ 土間が水で濡れていないか

つまずきポイント⑥

廊下と部屋の段差を越えるとき

廊下と部屋の段差は、わずか数センチの敷居《しきい》ですが、つまずきやすい場所のひとつです。つま先を上げる筋力が衰えていると、1〜2センチの段差でもつまずきやすくなります。

「家の中の段差をなくす（70ページ）」で紹介している段差解消スロープなどでつまずき予防対策を行うなどして、安全が確保できるようにしましょう。

間取りにもよりますが、**暗い廊下から明るい部屋への明暗差も、加齢による視力の低下から、足もとを見えにくくする要因**のひとつです。暗い廊下には、人感センサー式の照明や常夜灯をつけるなどして、照明に配慮しましょう。

また、廊下でスリッパや内履きを履いていると、つまずきの原因になります。内履きにも注意しましょう。

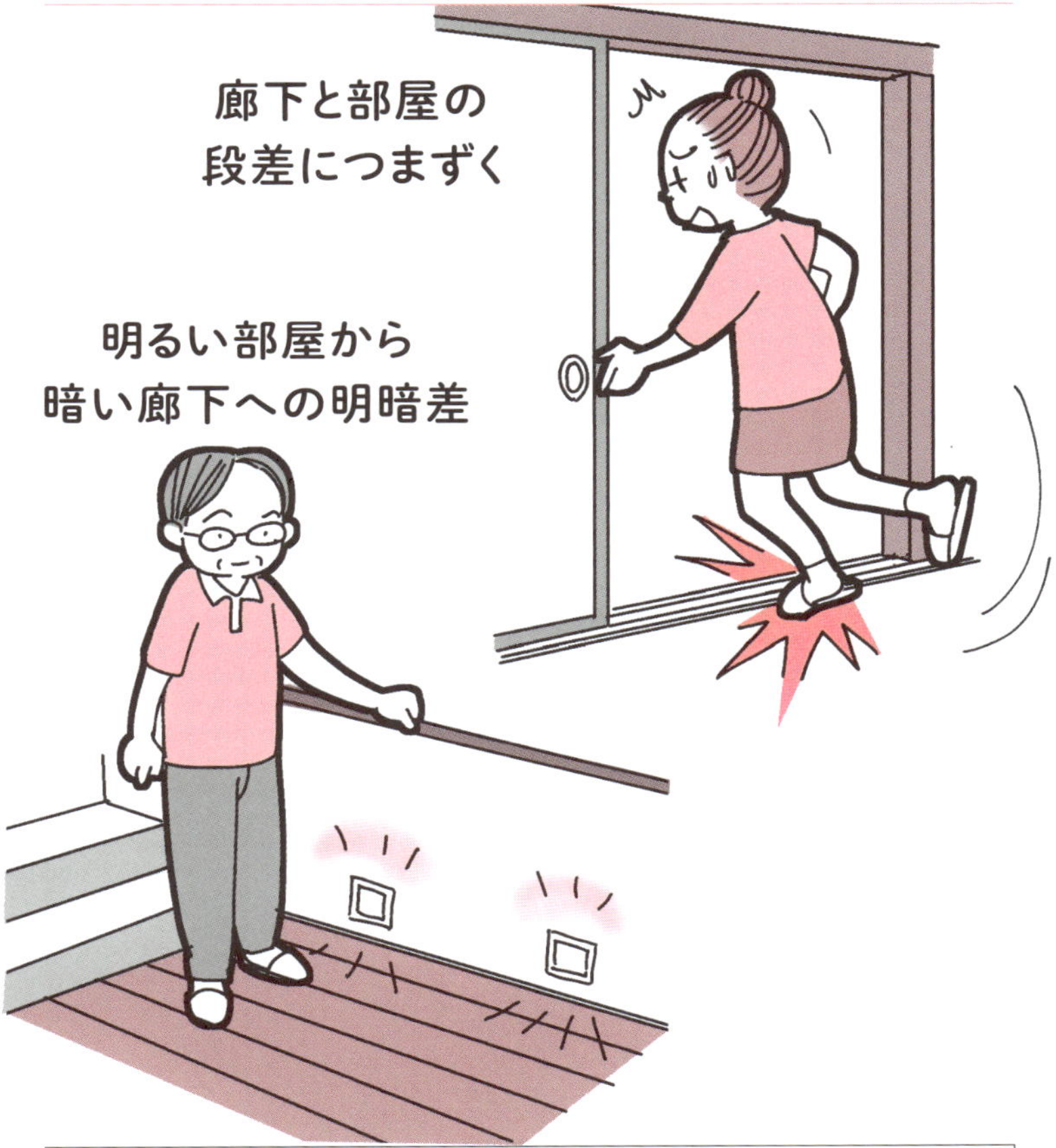
廊下と部屋の
段差につまずく
明るい部屋から
暗い廊下への明暗差

家の中の照明のチェックポイント

- □ 廊下の照明は十分か
- □ 廊下にワックスをかけたときは
  十分に注意しているか
- □ 部屋と廊下の敷居に、段差解消を施しているか
- □ 廊下から部屋に入るとき、部屋から廊下に
  出たときに、体を支える手すりなどはあるか

つまずきポイント⑦

浴槽から立ち上がるとき

浴室は、バランスを崩して、つまずいたりすべったりして転倒する可能性があり、高齢者にとっては危険な場所です。

浴槽と洗い場の高低差に足が上がらなかったり、浴槽をまたぐときにぐらついたりするなど、不安要素が多いです。

東京都の「ヒヤリ・ハット調査」では、入浴中に足をすべらせて頭を強打して脳に血腫《けつしゅ》ができて手術になった、浴槽から立ち上がるときに足に力が入らずすべって溺れそうになったなど、高齢者の事故報告が数多くあります。

浴室には、**動線にあわせて手すりをつける、**まず腰をかけてその後ゆっくりと入れる**入浴台（バスボード）を設置する、浴槽内イスを置く**といった用具を備えることで、つまずきにくい安全な浴室環境を整えてください。

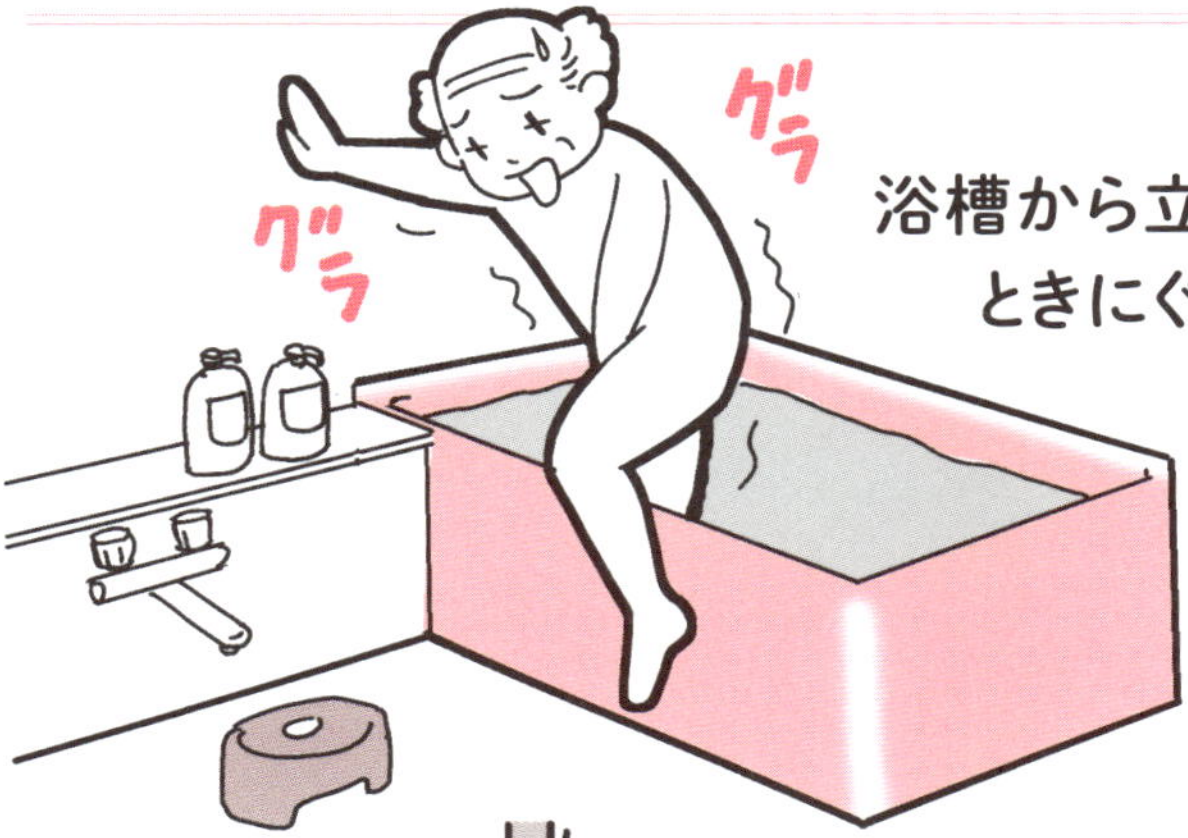

浴槽から立ち上がるときにぐらつく

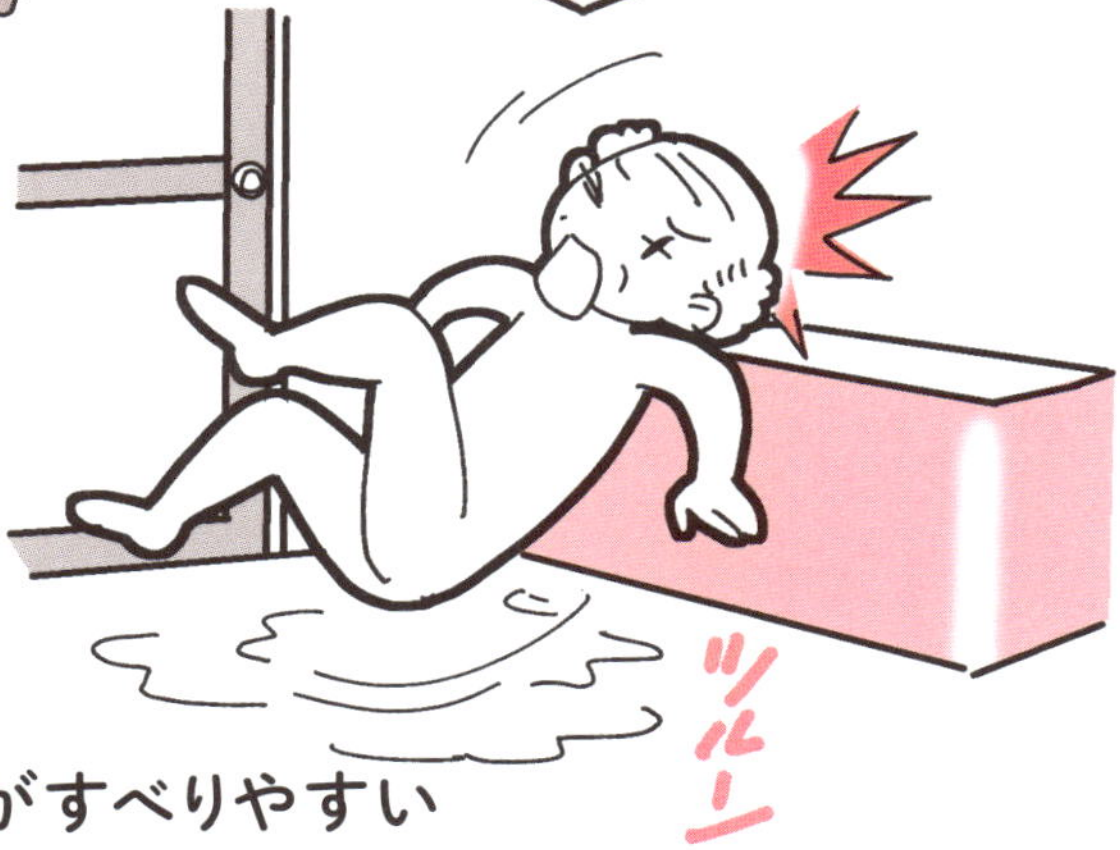

洗い場がすべりやすい

浴室のチェックポイント

- □ 浴室に動線にあわせた手すりはあるか
- □ 最初に浴槽の上に腰をかけ、その後ゆっくりと浴槽に入れる入浴台（バスボード）があるか
- □ 浴室と脱衣所の段差はないか
- □ 洗い場にすべり止めマットを敷いているか

つまずきポイント⑧

散歩で道路の段差につまずくとき

高齢者は、歩き慣れた近隣の散歩の途中でも、**道路のちょっとした段差につまずきやすい**ので注意が必要です。

道路には、マンホールや側溝のわずかな段差、舗装工事中のデコボコや穴、小さな傾斜、建設工事中の建物の覆いなど、足もとをつまずかせてしまうさまざまな段差や障害物があります。

さらに雨や雪の日には、濡れた道路がすべりやすくなっていますので、一層の注意が必要です。

また公共の道路では、自転車や歩行者が突進してきたりぶつかってきたりして、よけようとした高齢者が歩道の段差につまずいて転倒骨折したというケースもあります。よくまわりに目を配りながら歩かないといけません。

歩道の側溝や傾斜、マンホールの段差につまずく

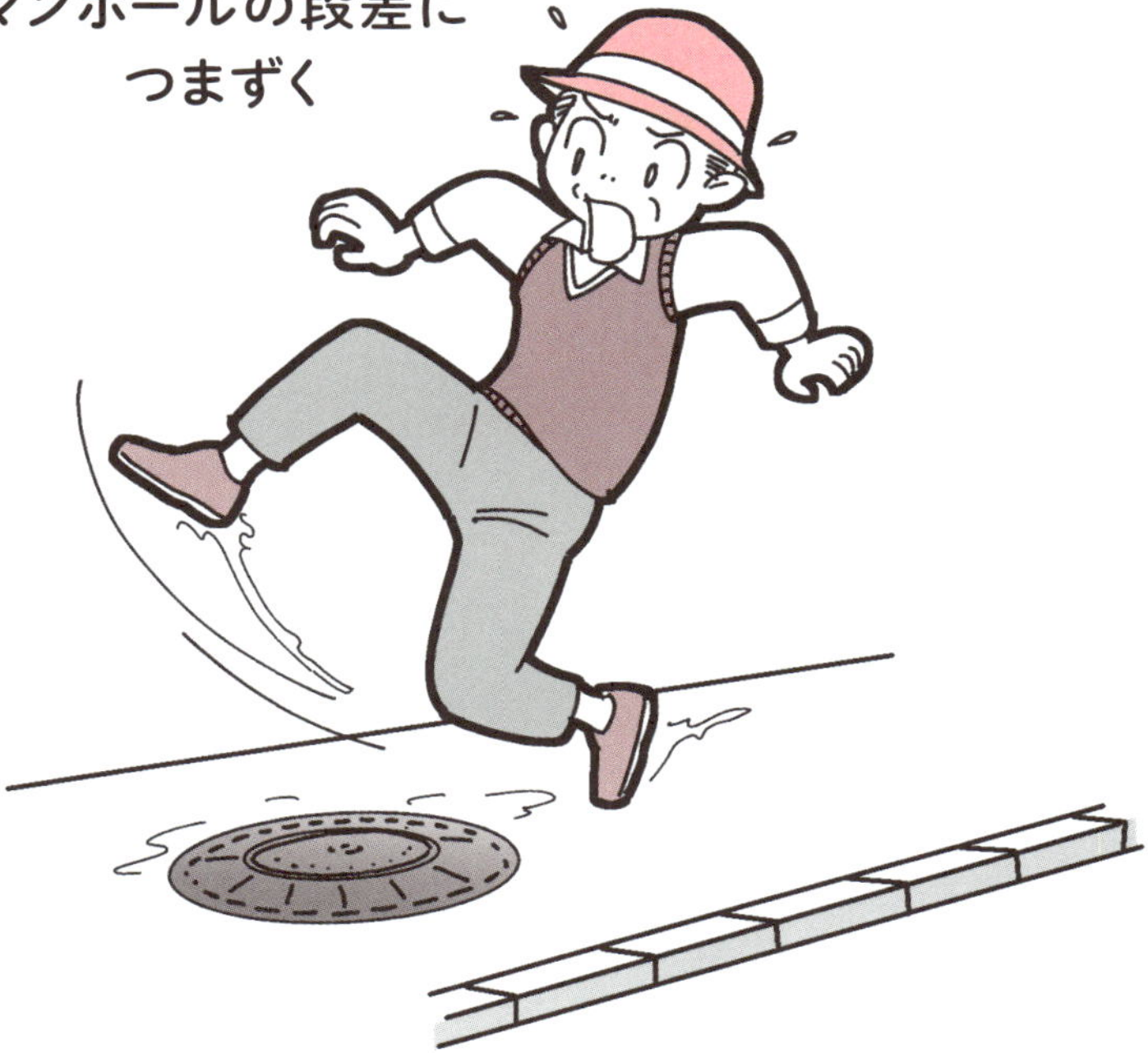

※東京くらしWEB「クローズアップ 1 高齢者の転倒転落に占める履き物と自転車の原因等」より

散歩に使う道路のチェックポイント

□ 歩道にデコボコがあるか
□ 側溝の傾斜や段差があるか
□ マンホールがあるか
□ 歩道に看板や電柱があるか
□ 道路が雨や工事などで濡れていないか
□ 自転車が多い道路かどうか

つまずきポイント⑨

外出時の施設やエスカレーターでつまずくとき

外出時の商業施設では、**施設入口の床の水濡れや段差**などでつまずきやすい場合があります。**スロープや、マットのふち、商品ケースや落下物**など、家の中以上に危険なものがあるので、十分な目配りをする必要があります。

特に、買い物をしているときは、商品のことだけに気をとられていて、足もとや周囲の障害物が見えなくなりがちです。

また、施設内のエスカレーターのような、常に動いている乗りものは、バランスを崩しやすく、周囲の人の早い動きにあわせることがむずかしいものです。**エスカレーターでの高齢者の転倒事故**も増えています。エスカレーターで歩いたりせず、必ず立ち止まって、しっかりと手すりを握って乗ります。両手に荷物を持っている場合は、エレベーターを利用するようにしましょう。

エスカレーターで
バランスを崩す

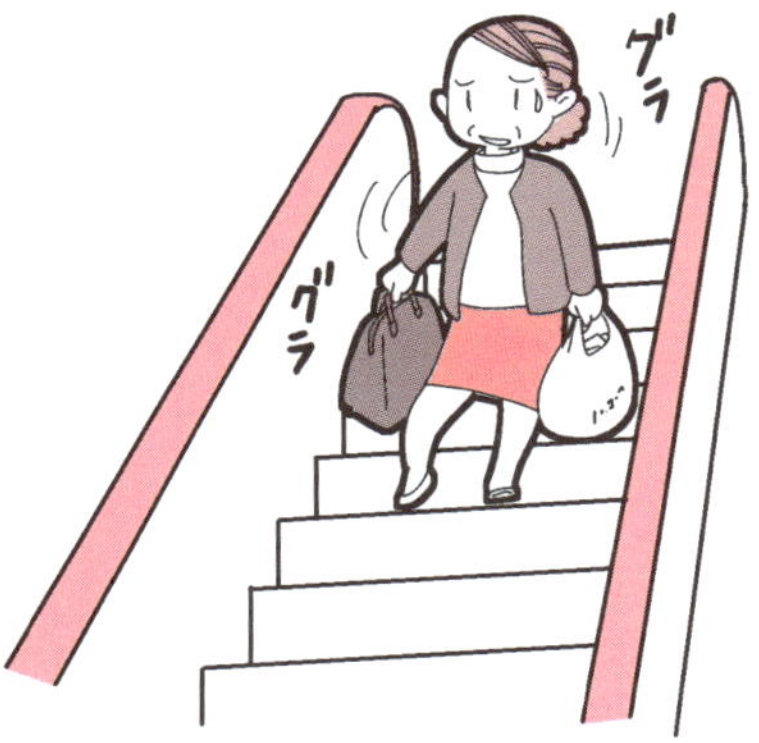

施設の入口や
店内の床ですべる

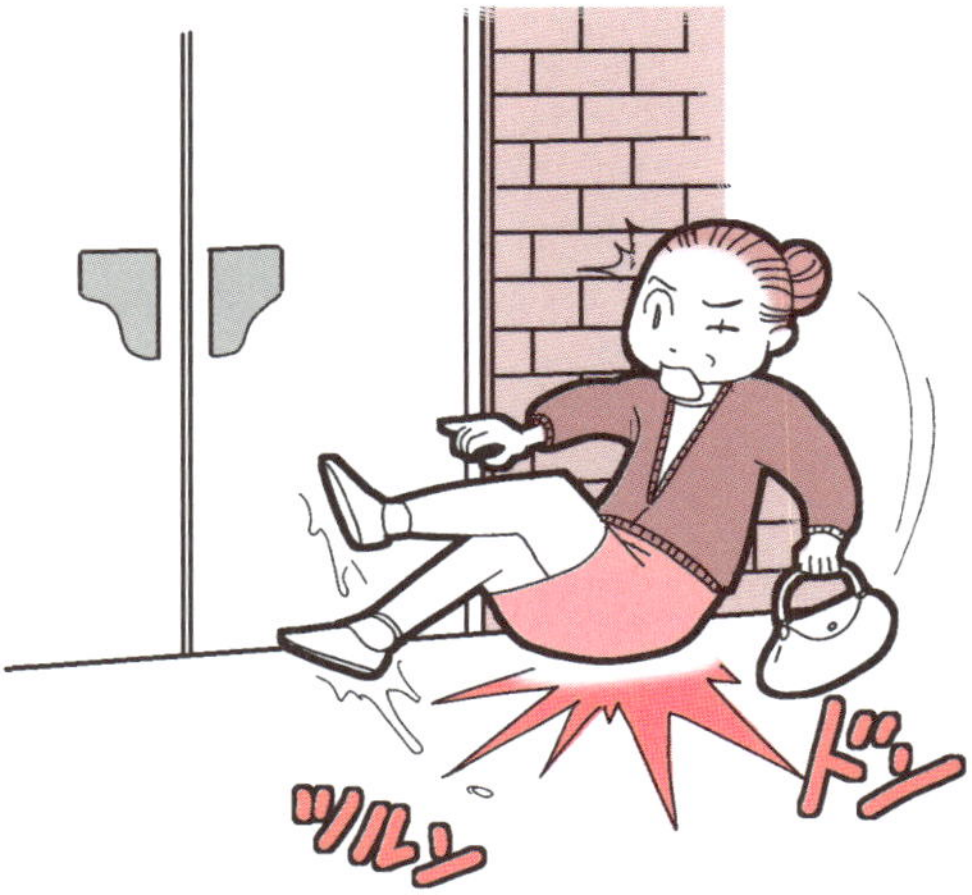

※消費者庁「高齢者の転倒・転落事故、こんなところで起きています」より

施設やエスカレーターのチェックポイント

- □ 入口や店内の床がすべりやすくなっていないか
- □ 入口や店内に段差や障害物がないか
- □ 店内のスロープがすべりやすくないか
- □ 入口のマットにひっかからないか
- □ 陳列棚や看板が通行のじゃまになっていないか
- □ エスカレーターに乗るときは、しっかり手すりを握っているか
- □ エスカレーターでは、きちんと立ち止まっているか（歩かない）

こんなとき
どうする
①

つまずいたときはどうすればいいのか？

万一、ご本人または家族の誰かがつまずいて転倒してしまった場合には、すぐに動かさず、そばにいる家族を呼び、ケガの状況を把握します。**転倒した姿勢のまま動かさず、痛みの部位や程度、吐き気などがないか、まず身体状況を調べます。**

救急車を呼ぶべきかどうかの判断がむずかしい場合は、**「#7119」に電話して相談**するか、**かかりつけ医や訪問看護師などに連絡**しましょう。

もし頭をぶつけているようならば、外傷や痛みがなくても、早めに医療機関で詳しく検査してもらうようにしましょう。高齢者の転倒事故では、とっさに体をかばいきれずに、頭や顔から転倒しがちです。硬膜《こうまく》下《か》血腫《けつしゅ》で、脳に血がたまり、数日後に麻痺を生じたり意識を失ったりしてしまうこともあります。

つまずいて転倒してしまったら？

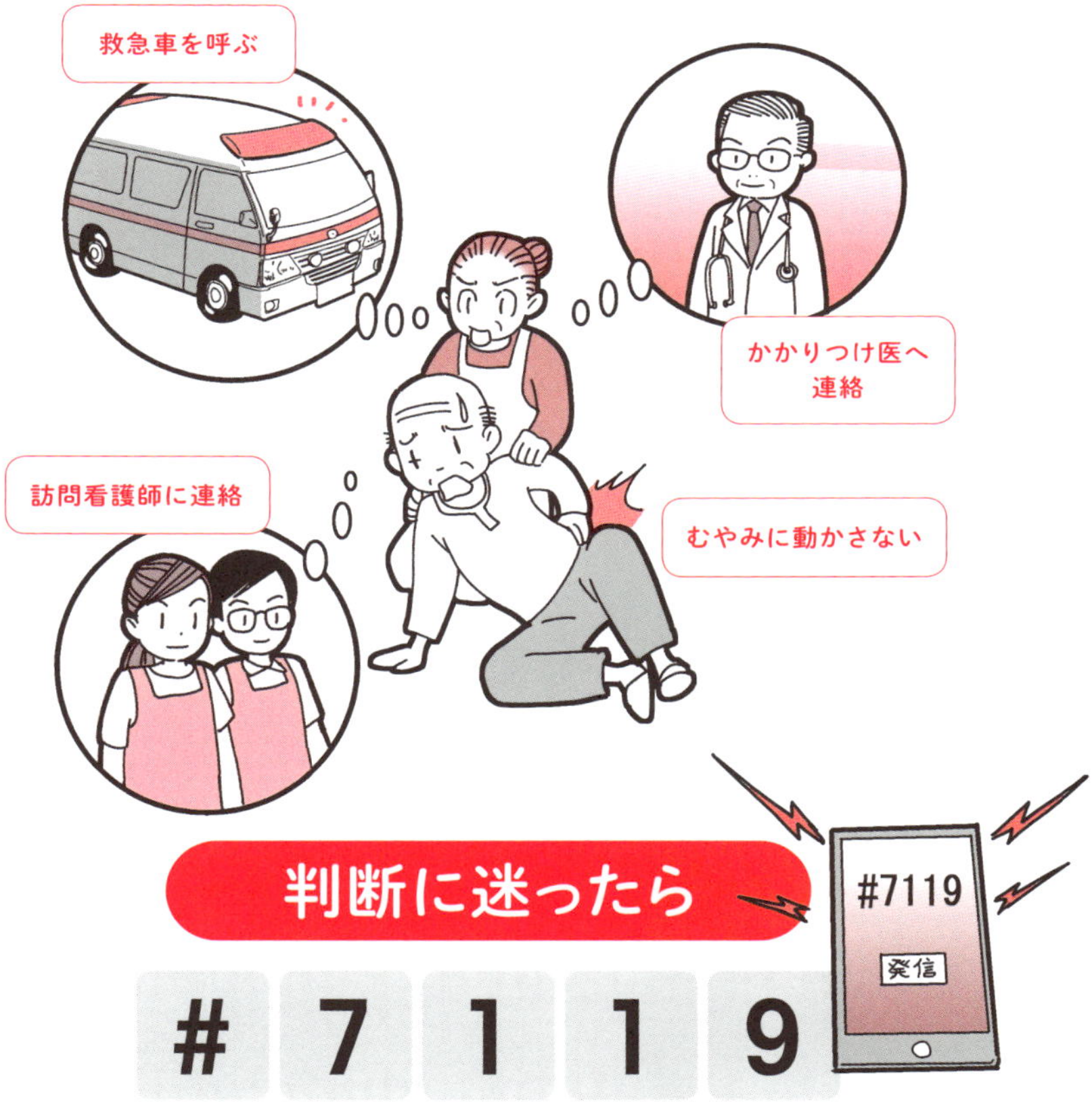
救急車を呼ぶ
かかりつけ医へ
連絡
訪問看護師に連絡
むやみに動かさない
#7119
発信
判断に迷ったら
7 1 1 9

救急相談センター

急な病気やケガをしたときに、救急車を呼んだほうがいいのか、病院に行ったほうがいいのかという相談に対して、年中無休24時間体制で専門家が対応してくれる。電話（携帯電話、PHS、プッシュ回線）でも、ネットでも対応可能。

こんなとき
どうする
②

つまずいたあとの注意

高齢者がつまずいて転倒したとき、いちばん怖いのは、数か月歩けなくなってしまう大《だい》腿骨骨折《たいこつこっせつ》や、命の危険にかかわる硬膜下血腫《こうまくかけっしゅ》を起こすことです。どちらも、すぐ医療機関で治療を受けてください。

骨粗鬆症《こつそしょうしょう》の進行でもろくなっている骨は、どんな転び方をしても骨折しやすいのですが、**太もものつけ根が骨折する大腿骨頸部骨折《だいたいこつけいぶこっせつ》は、若い人には少なく、骨がもろい高齢者に多い**ものです。イスから立ち上がっただけ、尻もちをついただけ、ベッドから落ちただけという、若い人なら考えられないような動作で、大腿骨頸部骨折《だいたいこつけいぶこっせつ》になる高齢者も少なくありません。大腿骨頸部骨折は、早期に診断、治療、手術をして、しっかりとリハビリを行えば、また歩けるようになります。

しかし、いちばんの予防は、やはりつまずかないことです。

頭や顔から転倒しやすい

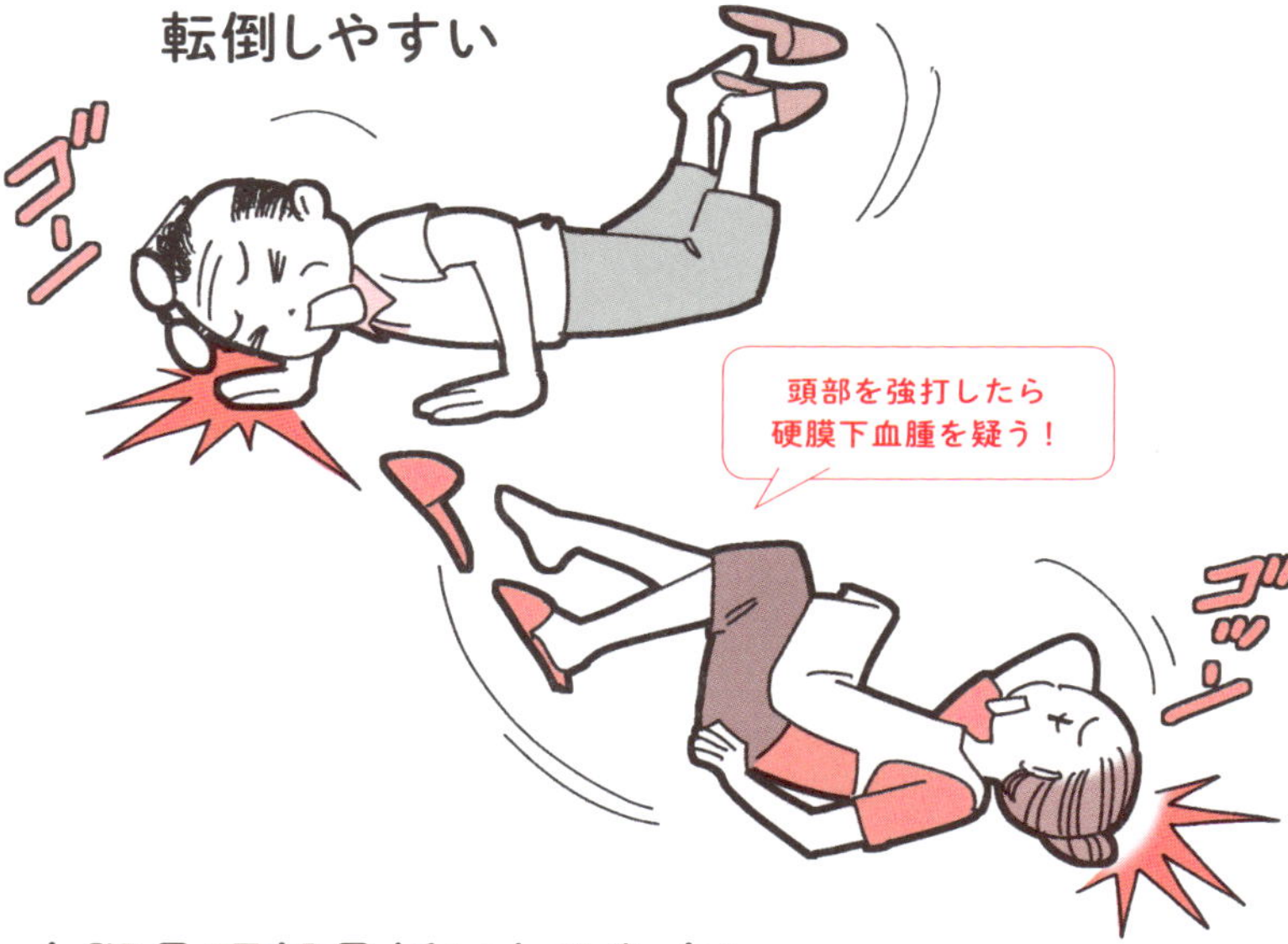
ゴン
頭部を強打したら
硬膜下血腫を疑う！
ゴツン

大腿骨頸部骨折になりやすい

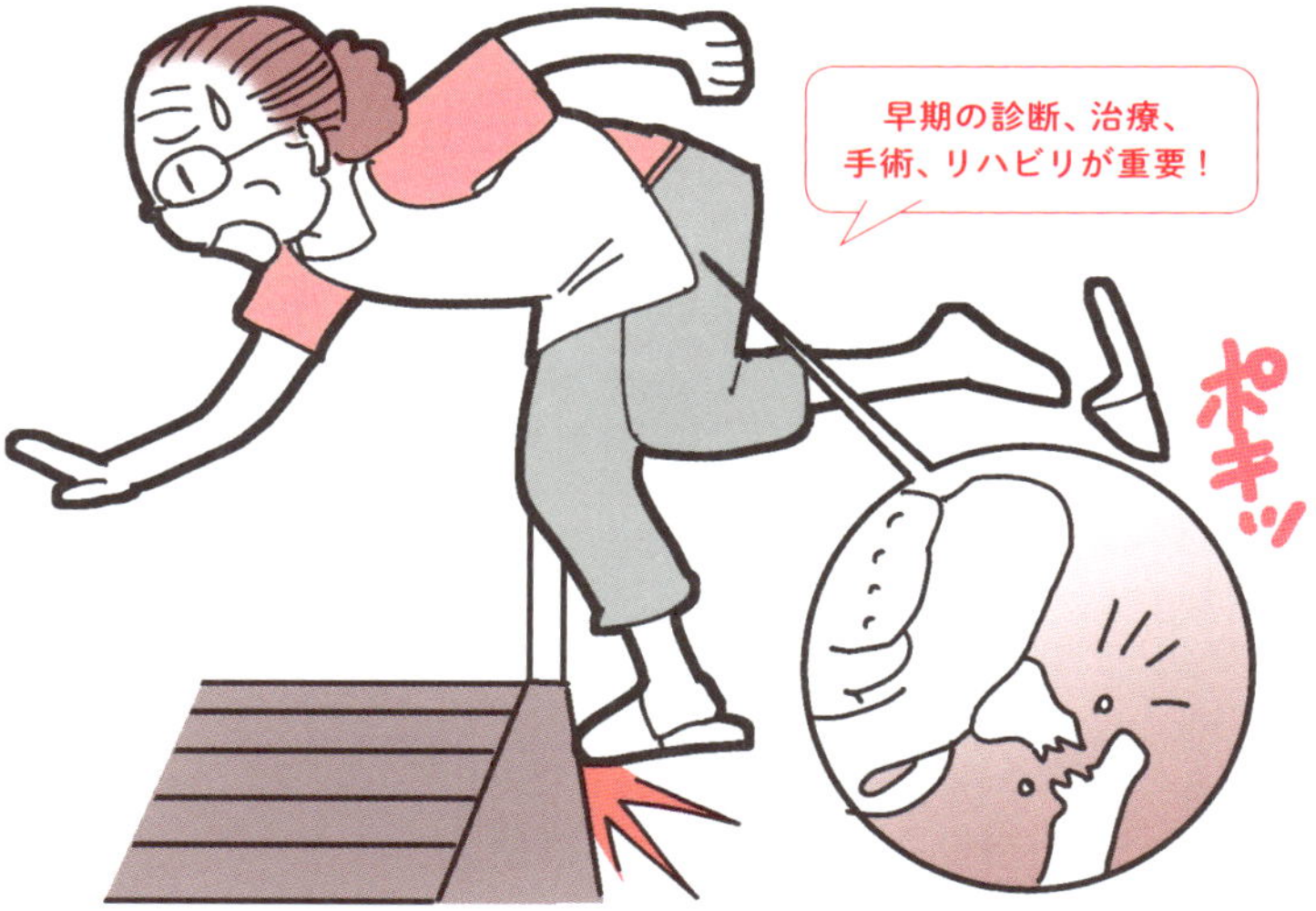
早期の診断、治療、
手術、リハビリが重要！
ポキッ

つまずき予防策①

家の整理、電気コードに注意

つまずき予防のためには、高齢者の転倒事故が多い家の中を、つまずきにくく安全な環境に整えることが大切です。**これらは、自分や家族の心がけ次第で改善できる、いちばん早いつまずき防止策**です。

よくあるつまずきは、床に置いた新聞紙にすべってつまずき転ぶ、コタツの電気コードに足が引っかかってつまずくなどです。室内の整理整頓や、引っかかりにくい配線や家具の配置で、家を整えることがつまずき防止にもなります。

ふだん生活していると、家の中の危険性は、なかなか察知しにくいものです。他人の目から危険な場所を指摘してもらったり、よくつまずきがちな、ヒヤリとしたりハッとしたりしたことがある場所やものを見回してみましょう。**「ヒヤリハット」体験は、大きな転倒事故を未然に防ぐために役立つ情報**です。

家の中の危険なもの

どんなものがつまずきやすいのかチェックしましょう

- □ 床の上に置いたままの新聞紙や雑誌
- □ カーペット
- □ マット
- □ 座布団
- □ 布団
- □ コタツなどの家電の電気コード
- □ 携帯電話の充電器のコード
- □ 家具の出っぱりや取っ手
- □ イスやテーブルの足

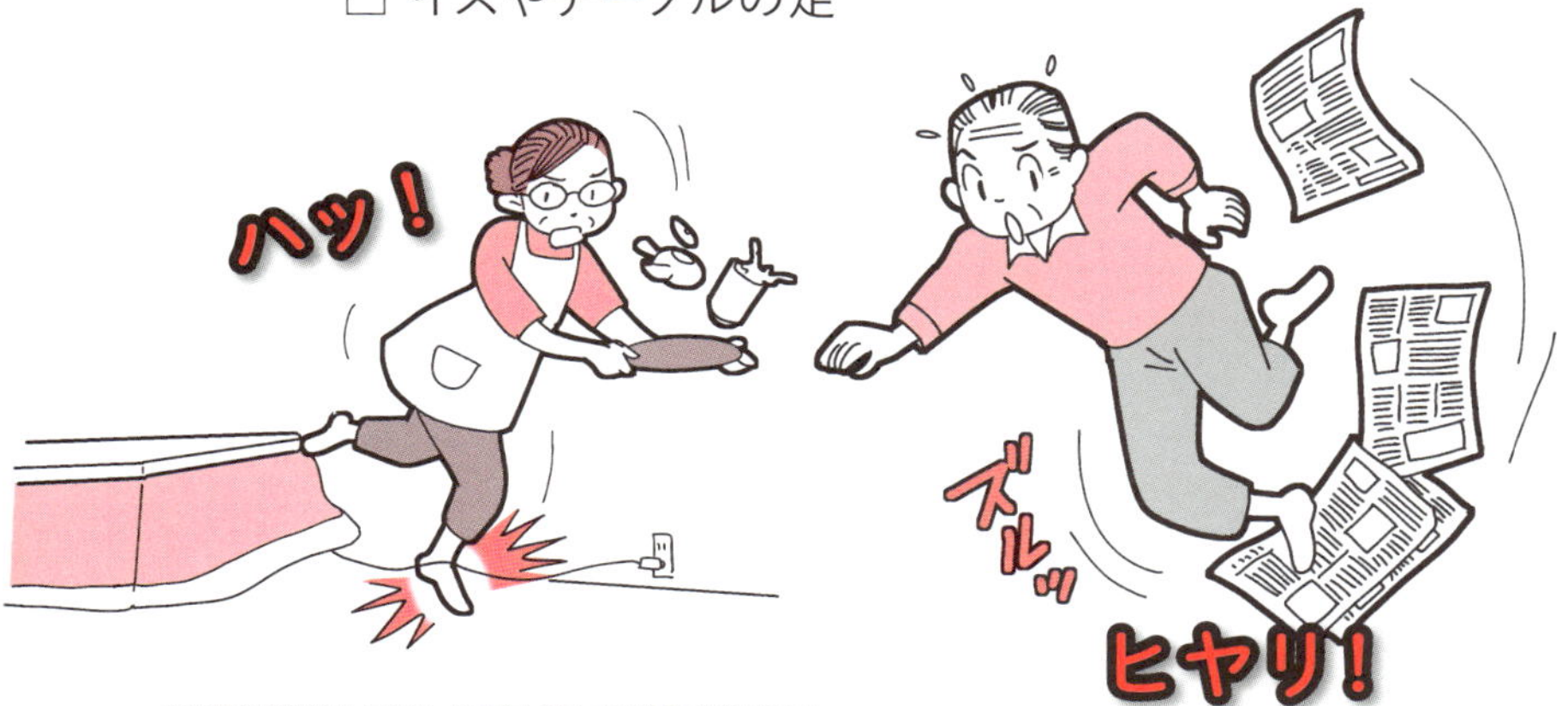

※消費者庁「御注意ください！日常生活での高齢者の転倒・転落！
ーみんなで知ろう、防ごう、高齢者の事故①」より

ヒヤリハットとは？

大きな事故にいたらなくても、つまずき転倒しそうになって「ヒヤリ」「ハッ」とした体験をいいます。事故を未然に防ぐための対策を施すための重要な情報です。

つまずき予防策②

家の中に手すりをつける

階段や玄関などのように急な段差があって、**体を支える必要がある場所には、つまずき防止策として、手すりをつけましょう。**

手すりには、主にふたつの種類があります。

手をはわせて移動を楽にする「ハンドレール」と、**立ち座りのときにしっかりと握るための「グラブバー」**です。

「ハンドレール」は階段などに、「グラブバー」はトイレや浴室などに、その用途から設置する場所が異なります。

どちらの手すりも、使う人の身長、体の状態、腰骨の高さ、利き手などによって、位置や形状を決定します。手すりをつける位置や材質、形状は、設置場所や下地材などとの関係もあるので、勝手に取りつけず、専門家に設置してもらうのが安全です。

手すりをつけるとよい場所

ハンドレール

階段、廊下、門扉から玄関のアプローチ

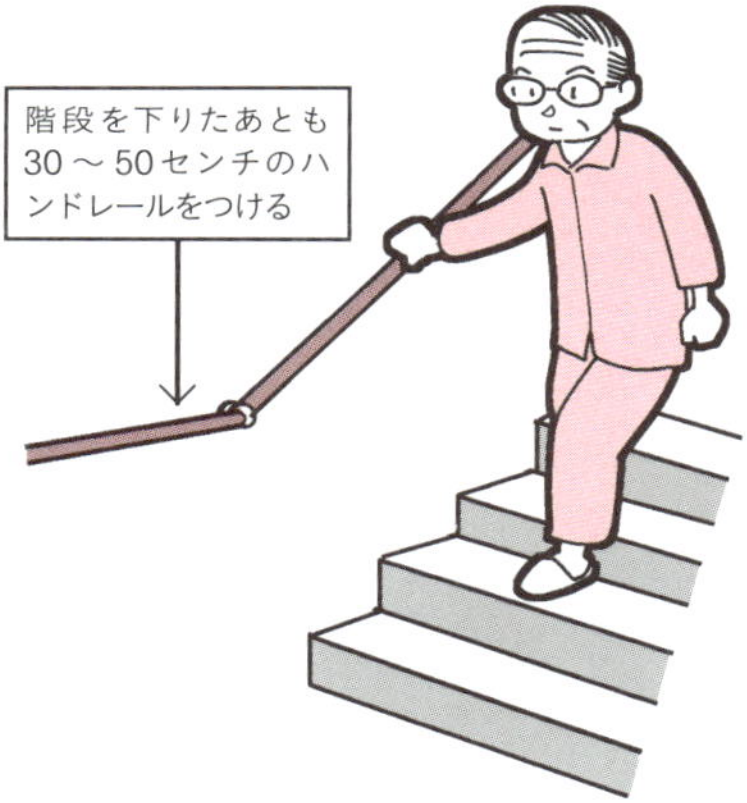
階段を下りたあとも
30～50センチのハ
ンドレールをつける

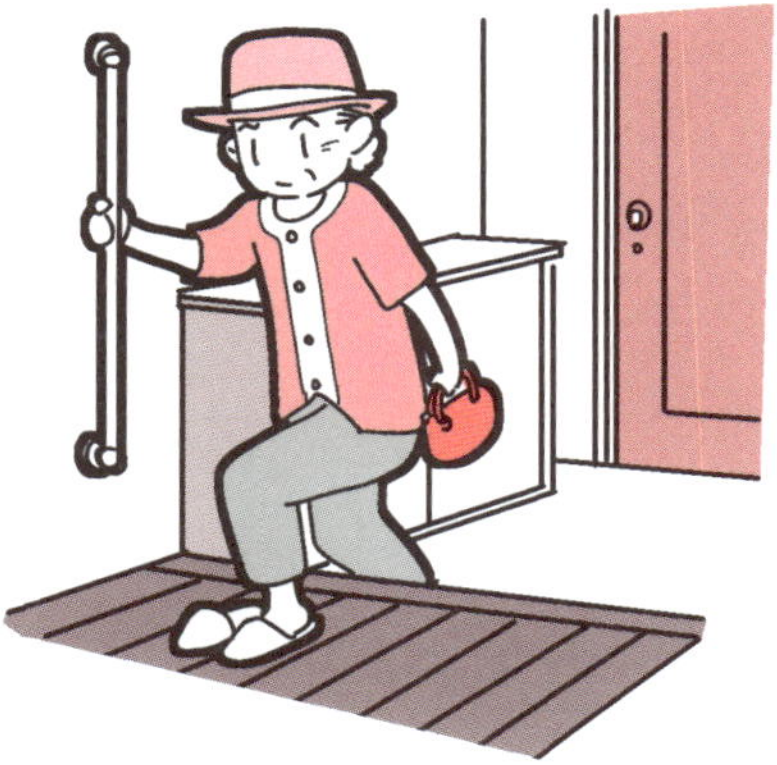

グラブバー

トイレ、浴室、脱衣所、玄関など

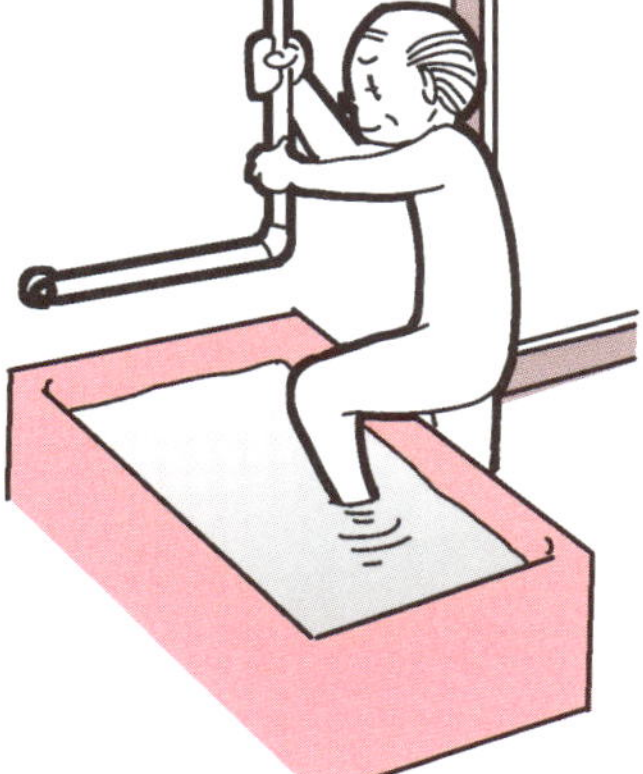

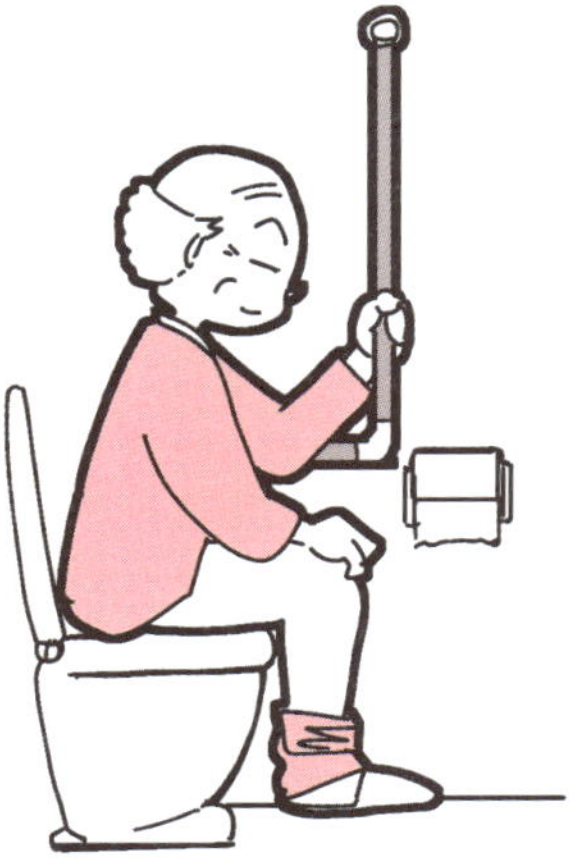

つまずき予防策③

家の中の段差をなくす

事例で紹介したように、家の中を見回すと、意外に小さな段差が数多くあることがわかります。

段差は、**居室と居室の境目**、**和室のふすまの敷居**、**フローリングの上に敷いたじゅうたんとの段差**、**床の上に敷いた布団**、**キッチンマット**にいたります。「じゅうたんの段差まで？」と思うかもしれませんが、めくれた敷物の端につまずいて転倒する事故が数多く報告されています。

敷居はリフォームでなるべく撤去するのが安全ですが、敷居の数センチの段差用に、**段差解消スロープ**などが販売されていますのでこれらを活用するのもよいでしょう。じゅうたんなどの敷物には**めくれ防止の吸着テープ**を貼って固定させる、じゅうたんを敷くならば部屋のすべてに敷き詰めるなど、つまずき防止策をとりましょう。

家の中の段差は こんなところにある

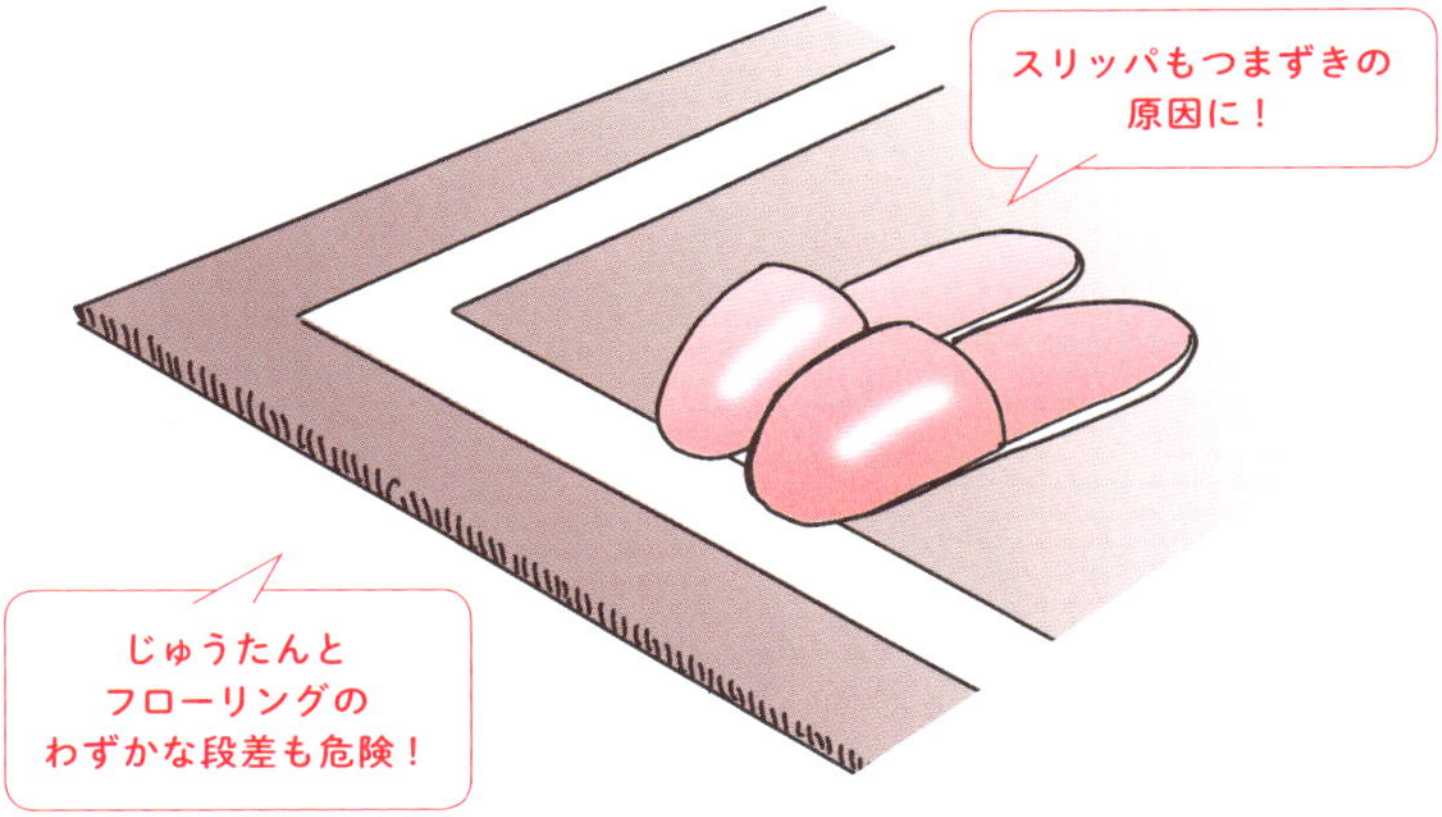

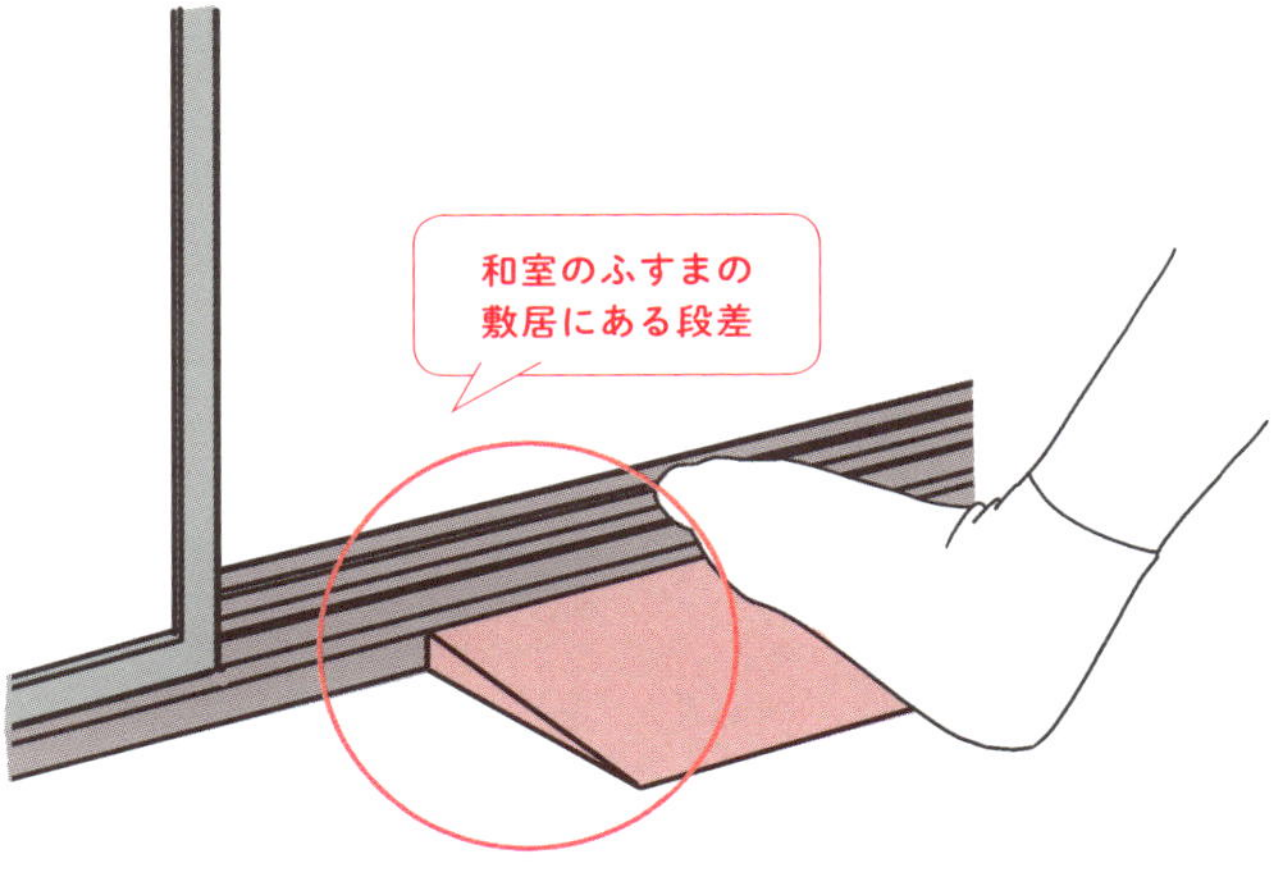

段差解消スロープ

つまずき予防策④

つまずきにくい靴や靴下を履く

つまずいたり転んだりするのは、靴下や靴の問題もあります。**靴が、重過ぎる、脱げやすい、長時間歩くと痛い、歩きづらい、つま先がひっかかりやすい、乗り物でバランスを崩しやすい、**などのチェックが多いようであれば、靴が足にあっていません。シューフィッターのいる専門店で、安全な靴えらびを相談してみましょう。

また、つまずきや転落事故が多い、**つっかけ、スリッパ、サンダル、パンプスなどはNG**です。かかとがなくて脱げやすいサンダルなどや、接地面積が少ない不安定なパンプスは、転倒事故を起こしやすく危険です。

家の中では、すべりやすい**靴下やストッキング、内履きにも注意**しましょう。すべりにくい加工や素材の靴下や内履きを選ぶようにします。

足指を動かしやすいので、家ではできるだけはだしで過ごすのがオススメです。

家の外

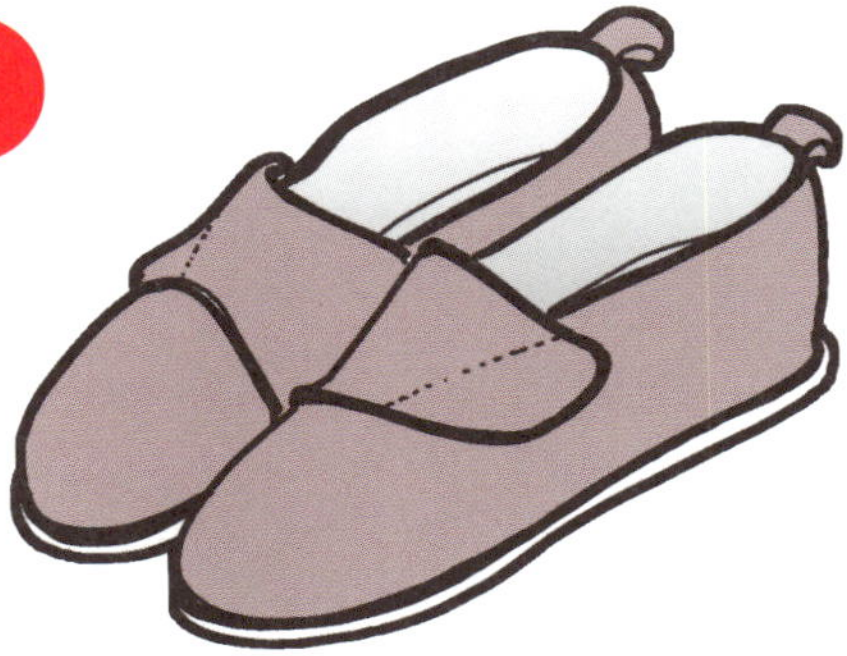

つまずきにくい靴選びのポイント

□ 素材と構造

履きやすく脱ぎやすいファスナー
またはマジックテープタイプ

□ つま先

少し上に反りあがっている

□ かかと

しっかりホールドしている

□ 靴底

接地面積が広く、すべりにくい素材

つまずき、転倒事故が多いのは

つっかけ　スリッパ
サンダル　パンプス

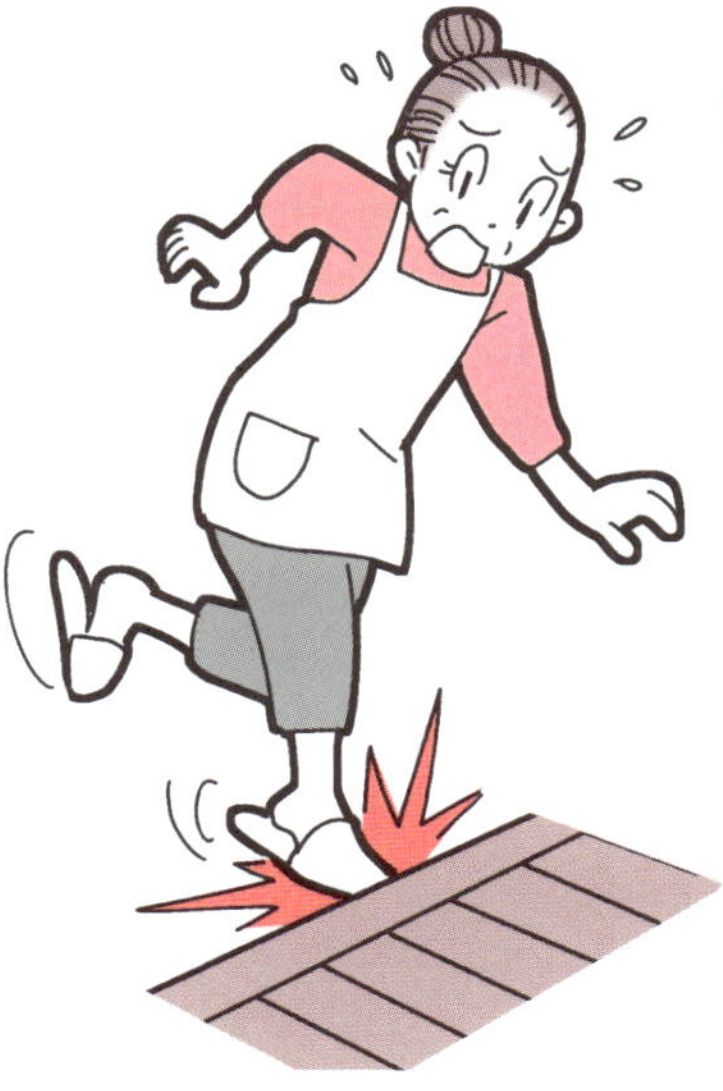

家の中

つまずかない靴下、内履きのポイント

□ 靴下

底面にすべりにくい加工があるもの

□ 内履き

接地面積が広く、すべりにくい素材

家の中では、はだしがオススメ！

COLUMN 3

オシャレがつまずきの原因に?

女性のロングスカートやワイドパンツが流行しているようです。オシャレは、生活をイキイキさせるものなのでおすすめですが、つまずきの観点からは十分に注意してください。特に足首まであるロングスカートやワイドパンツは、裾に足をとられてつまずくことがあります。また、ヒールの高い靴やサンダルで、よろけてつまずいたり、足首を骨折したりする事例もあります。ぜひ足もとの安全にも配慮したオシャレを心がけてください。

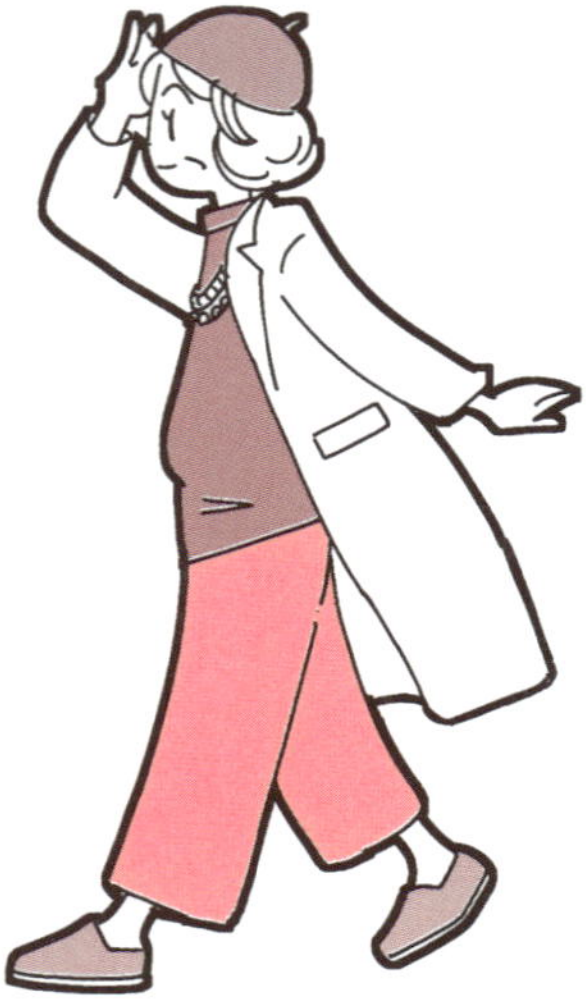

第3章

つまずき、骨折の原因は「骨」と「筋肉」にある?

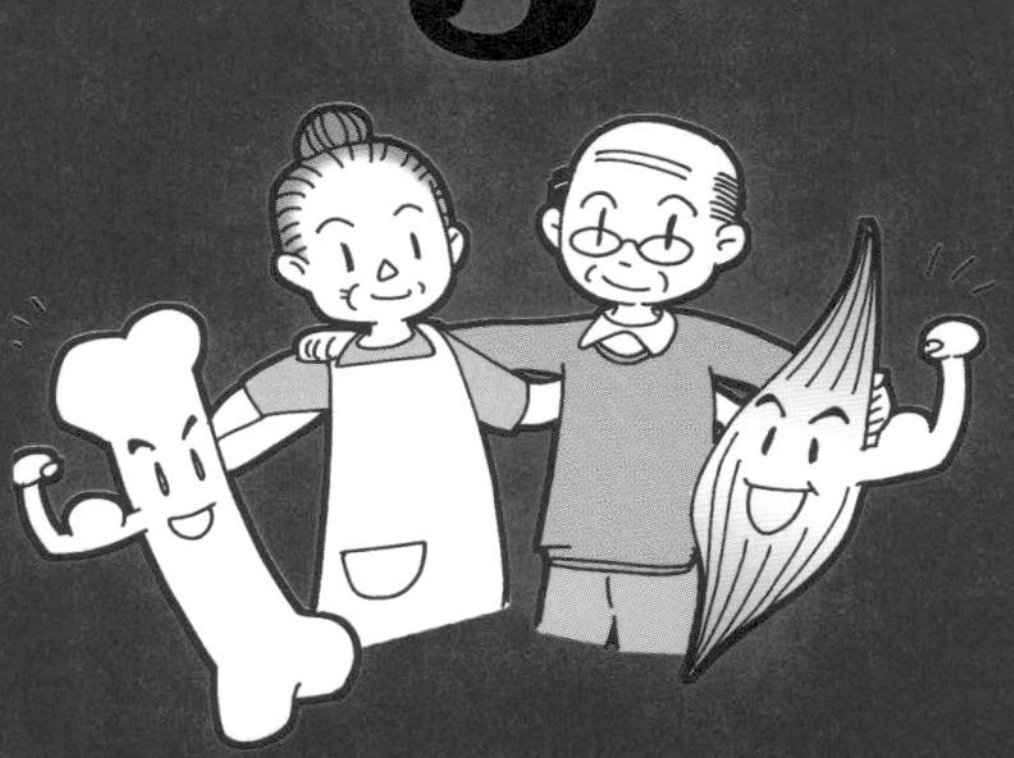

つまずき、骨折は、複合的な原因から起こりますが、
最も大きな原因は「骨」と「筋肉」の衰えにあります。
人体における、その役割を考えてみましょう。

体の中の骨と筋肉の関係

人間の骨格は、さまざまな形をした約２００個の骨でできあがっています。骨には、体を支えて、脳と臓器を守るほか、赤血球や白血球をつくり、カルシウムをたくわえるという大切な役割があります。

骨は、体の根幹をつくる生産工場的な役割も担っているのです。

さらにそれら約２００個の骨を、約５００個の筋肉が包んで、人体を構成しています。骨格についていて、動作に関係する筋肉である骨格筋が、骨とともに動いて、さまざまな運動を可能にしています。

頑丈な建物が、鋼鉄の骨組みとコンクリートの壁で支えられているように、骨と筋肉は切り離せない密接な連携で、体を運動させ、支えているのです。骨と筋肉の働きが衰えると、体の機能も大きな影響を受けます。

主な骨と筋肉

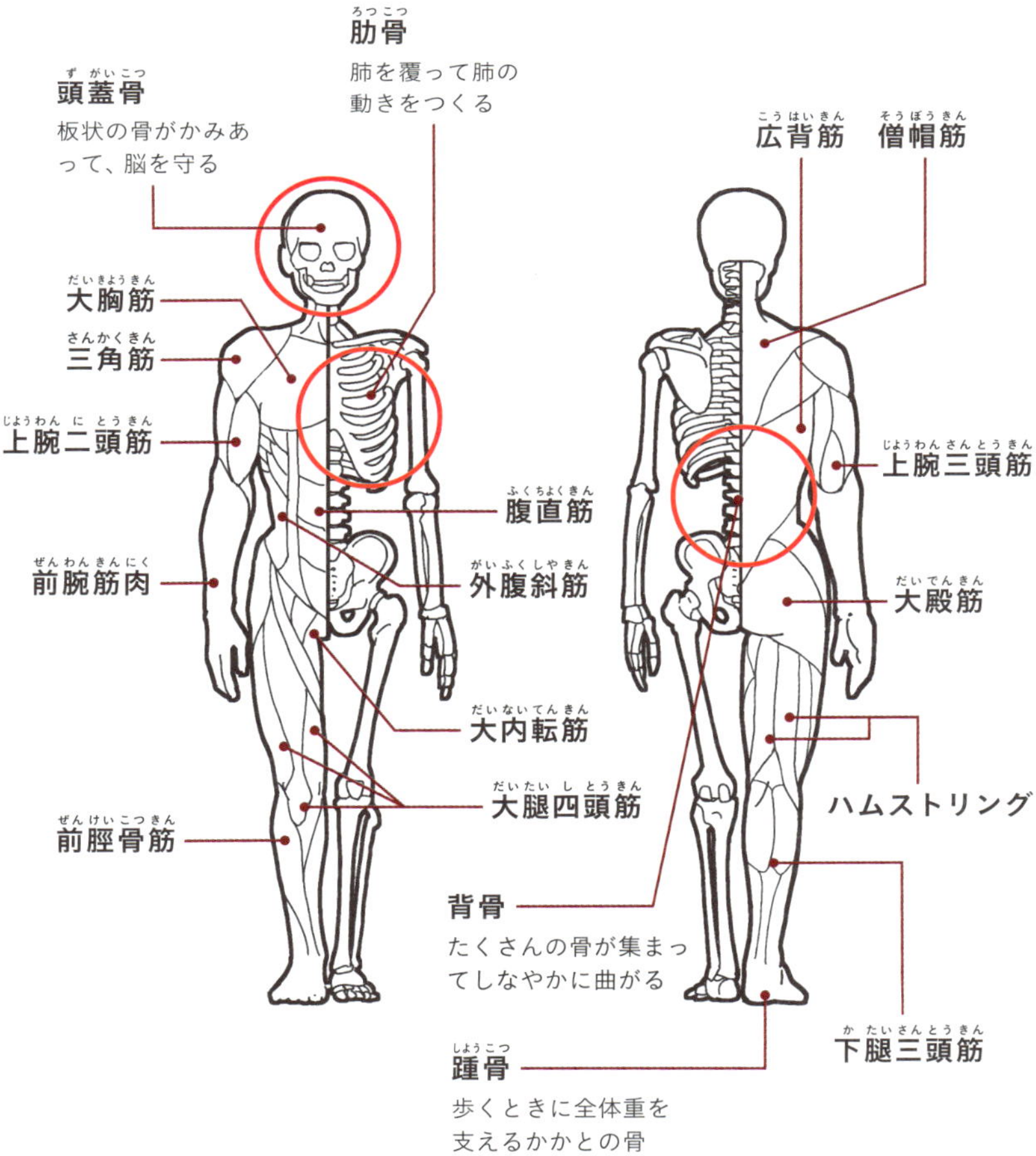

約200個の骨と約500個の筋肉が体を構成している！

骨にはどんな役割があるの？

骨は、タンパク質、リン酸、カルシウムでできています。

骨の働きは、体を支えるものとだけ考えがちですが、体を根本的につくる重要な役割があります。大きくわけて、**①人体の基本の骨組みをつくって体を支える**　**②脳や内臓などの大切な臓器を守る**　**③カルシウムを貯蔵する**　**④血液をつくる**、という4つの役割です。

特に大切な「④血液をつくる」機能には、体内で酸素と二酸化炭素を運搬する赤血球、体を防衛する**白血球とリンパ球**という、血液の3つの成分を骨髄の中でつくる「血液工場」のような役割があります。

また、「③カルシウムの貯蔵」では、細胞の活動を正常に保つために、血液中のカルシウム濃度を一定にします。骨は、生命を維持するために欠かせないとても大切な役割を担っているのです。

骨の4つの役割

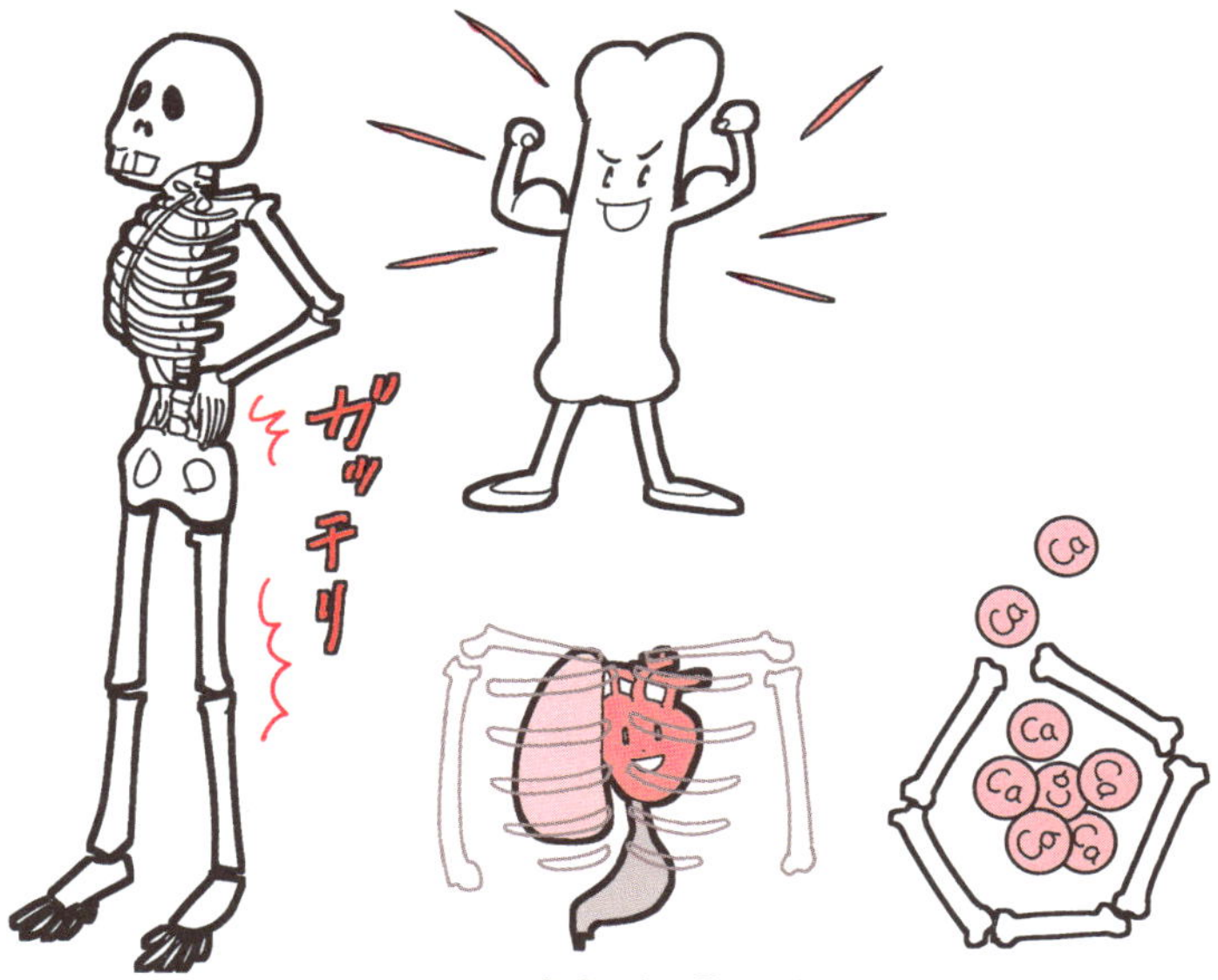

① 体を支える

② 大切な臓器を守る

③ カルシウムを貯蔵する

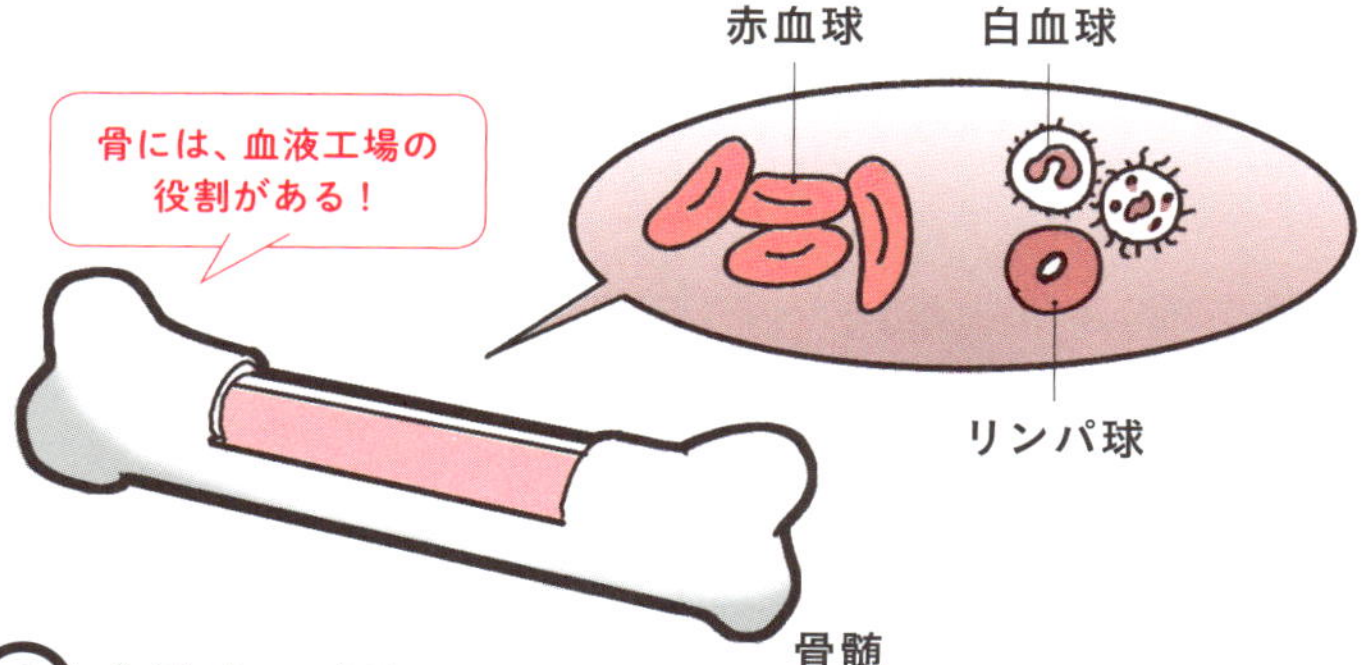

④ 血液をつくる

骨髄の中で、赤血球、白血球、リンパ球をつくる

骨の成長（新陳代謝）のメカニズム

骨には、新しい骨をつくる骨芽細胞《こつがさいぼう》と、古い骨を壊して体に必要なカルシウムを血液中に放出する破骨細胞《はこつさいぼう》があり、ふたつの細胞がさかんに新陳代謝を行って、じょうぶな骨をつくります。

生まれたての赤ちゃんの頃には、やわらかい軟骨だった骨が、このふたつの細胞がバランスよく働いて新陳代謝を行うおかげで、骨の中の血管が発達し、カルシウムが沈着して、しっかりとした固い骨に成長していくのです。

成長期には骨の新陳代謝が活発に進むため、若い人の骨は、約5か月で新しい骨に生まれ変わっていきます。

成長期に、必要な栄養をとって**骨量（骨のカルシウム量）**を増やしておくと、大人になって骨量が減少しても、骨粗鬆症《こつそしょうしょう》になりにくい強い骨になります。

骨は、新しく生まれ変わっている

若い頃の骨

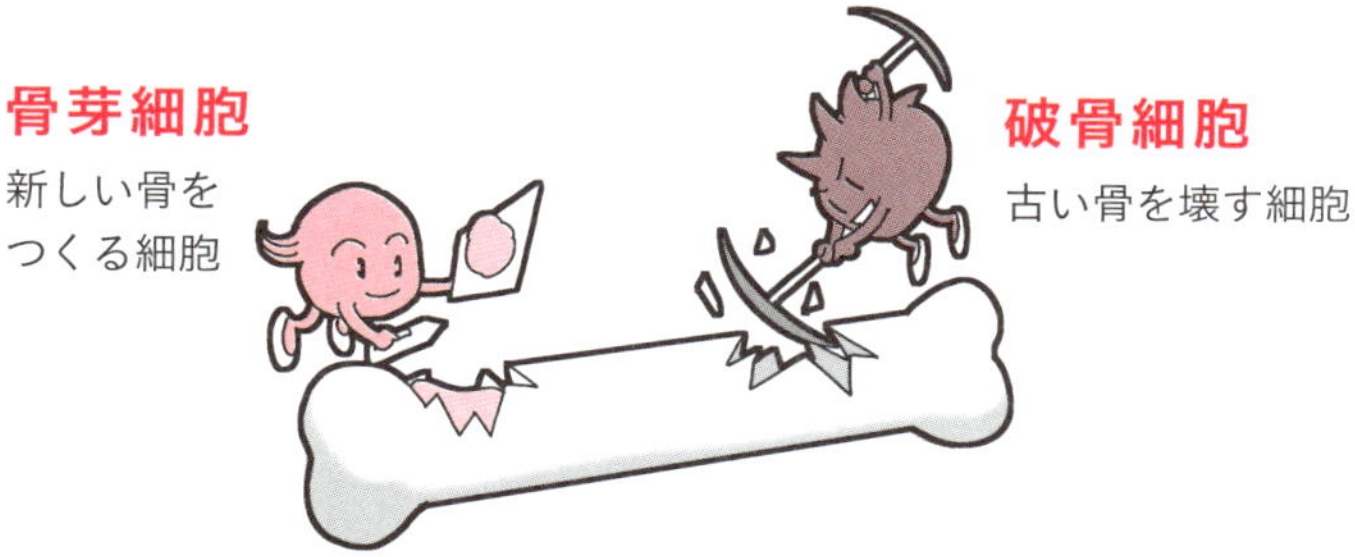
骨芽細胞
新しい骨をつくる細胞
破骨細胞
古い骨を壊す細胞

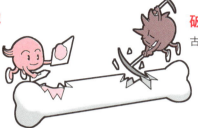

ふたつの細胞がバランスよく連携して働き、新陳代謝が進んで骨がつくられる

子どもの骨が成長する様子

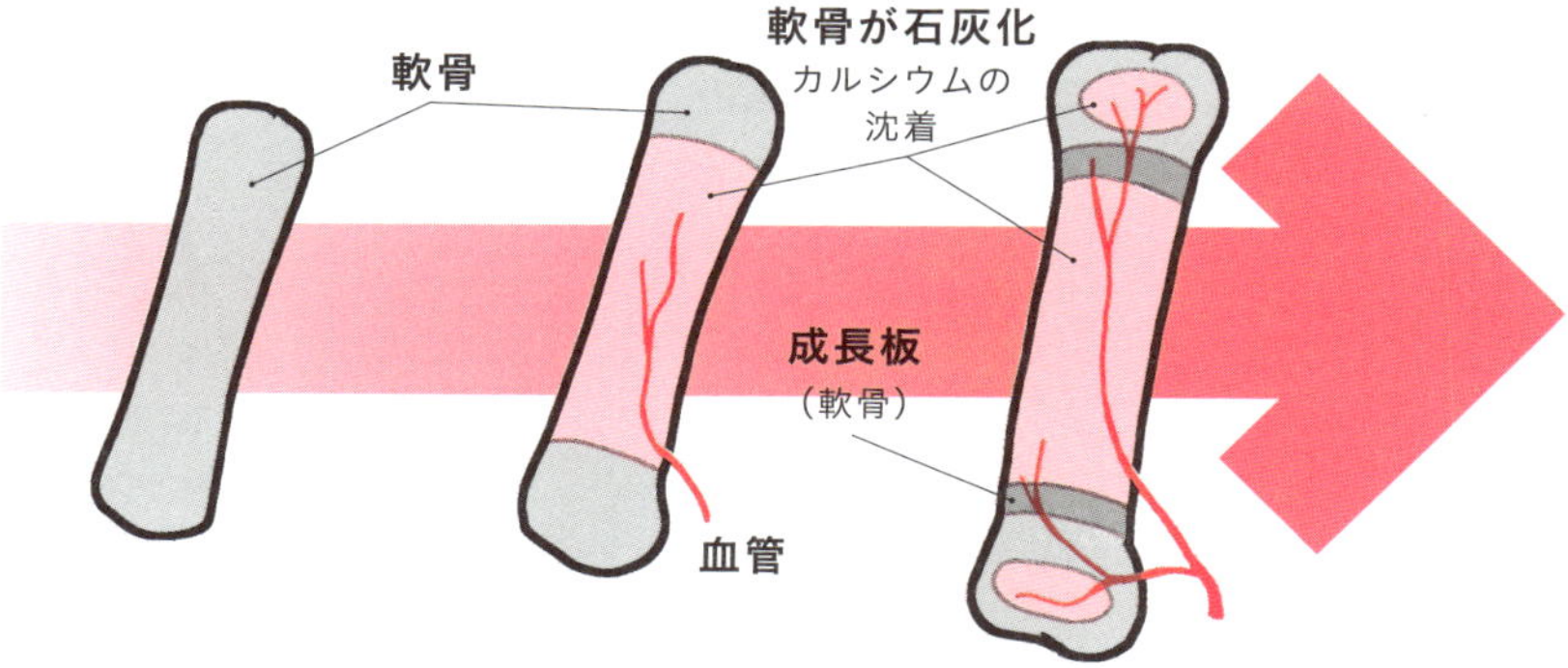

赤ちゃんの骨（主に軟骨）

成長すると骨の中に血管ができる

さらに成長すると、カルシウムが沈着して、しっかりした固い骨になる

骨の老化（骨粗鬆症）のメカニズム

若い頃は、骨芽細胞《こつがさいぼう》と破骨細胞《はこつさいぼう》がバランスよく働いて、カルシウム量の多いじょうぶな骨をつくり続けていますが、**骨量は、20〜30歳代をピークにして、40歳代中頃からゆっくりと減少**していきます。

これは、歳をとると、骨をつくる骨芽細胞の働きが悪くなり、古い骨を壊す**破骨細胞の働きが優勢**になるためです。

骨は、体内のカルシウムの99%をたくわえている貯蔵庫ですが、ほかの細胞が必要とするカルシウムを届けるために、破骨細胞が優位に働くと考えられています。

また、男女とも40歳頃から骨量が減っていきますが、女性では50歳代の閉経とともに、急速に骨量が減ります。加齢とともに、静かに骨の衰えが進行していきますが、**目に見えてわからないのが骨粗鬆症《こつそしょうしょう》の怖さ**です。

歳をとると、骨をつくらなくなる!?

歳をとった骨

骨芽細胞

新しい骨をつくる細胞

破骨細胞

古い骨を壊す細胞

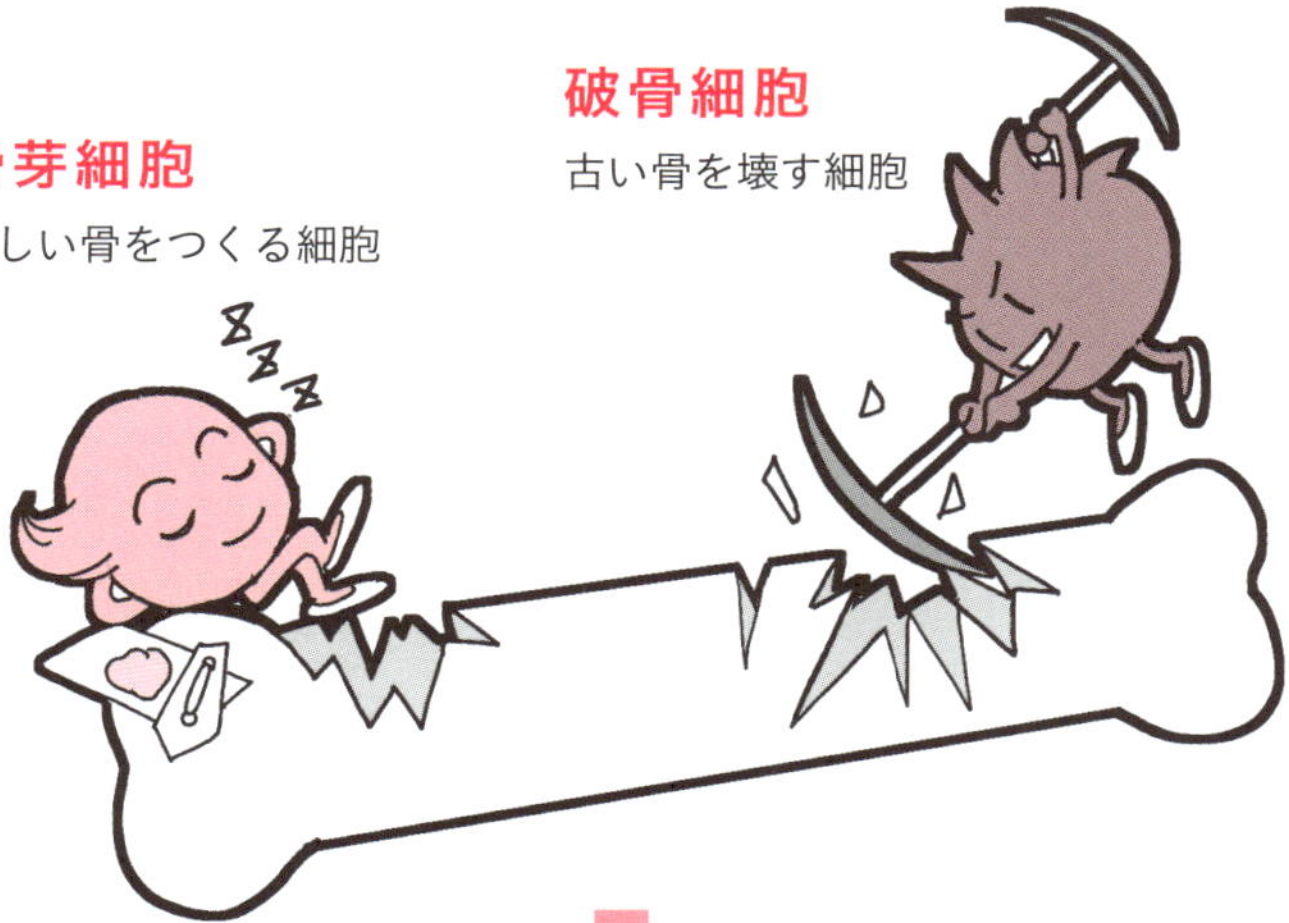

歳をとると、骨をつくる骨芽細胞の働きが悪くなり、破骨細胞が優勢になる

骨密度低下の原因に！

しずかに進行する骨粗鬆症

骨量が減少した結果、骨がもろくなった状態のこと。骨密度検査をしないと、見た目ではわからないが、ある日突然、ささいなことで簡単に骨折してしまう。背骨や腰骨を骨折しやすいなどのサインを見逃さないことが大切。

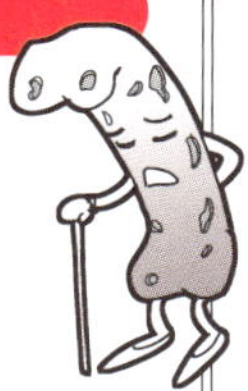

骨をつくる骨芽細胞を働かせるには衝撃がいい

加齢などの原因によって、骨を壊す破《は》骨《こつ》細胞《さいぼう》だけが優位に働く状態では、骨の衰えはどんどん進むばかりです。

骨をつくる骨《こつ》芽《が》細胞《さいぼう》を働かせるにはどうしたらいいのでしょうか？

骨の中にある**骨細胞は、骨芽細胞に指示を出す現場監督的役割**を担っています。ふだんは眠っている骨細胞ですが、**骨に衝撃を加えると刺激されて、骨芽細胞に「骨をつくれ」と指示**を出します。

しかし、骨に衝撃を与えないような、歩かない、運動しないという生活をしていると、骨細胞は眠ったまま、骨芽細胞に指示を出すことはありません。

つまり、運動やウォーキングによって、骨に衝撃を与えないと、新しい骨はつくられないのです。

衝撃を受けると骨細胞が骨芽細胞に「骨をつくれ！」と指示を出す

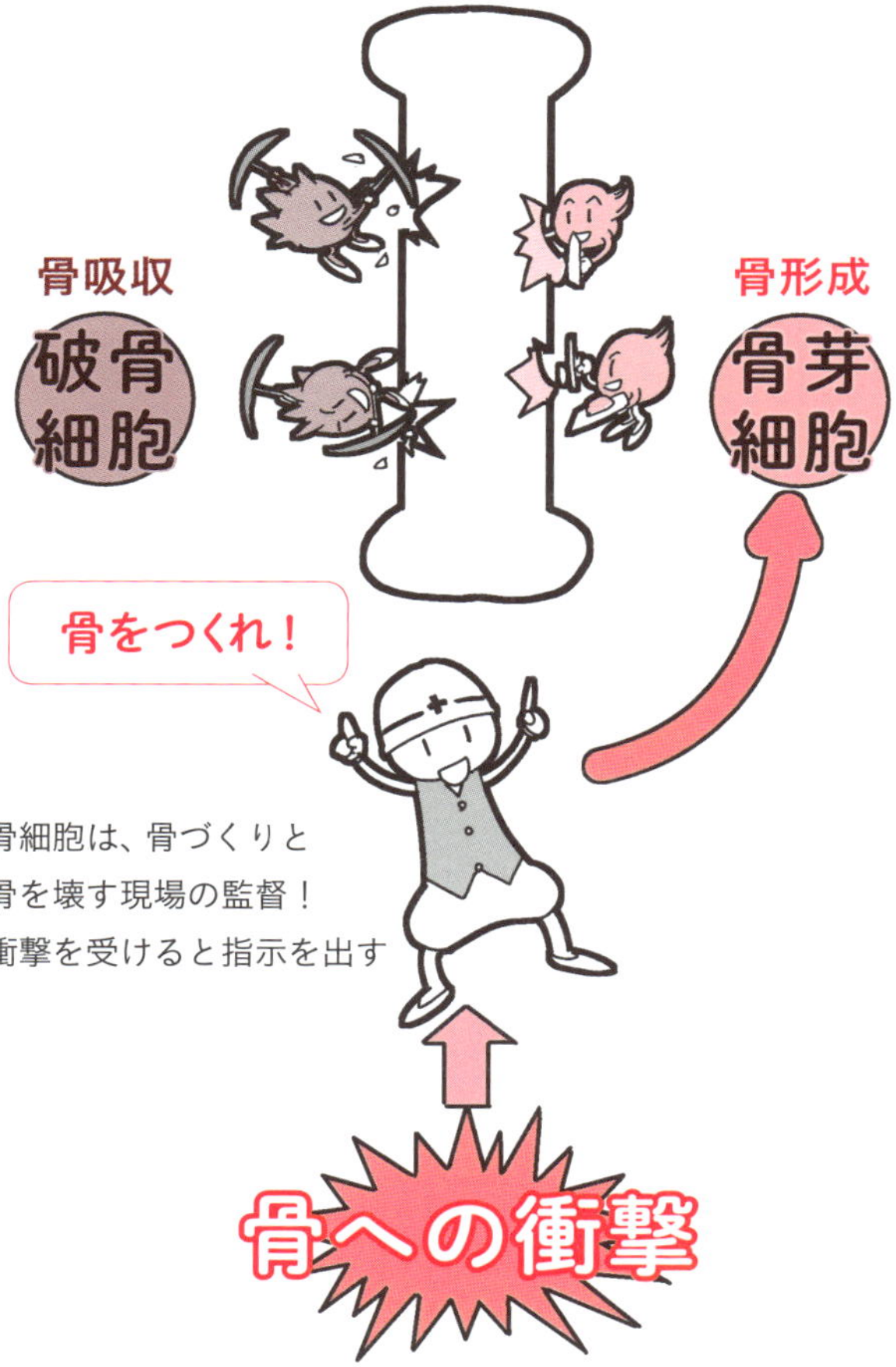

骨に衝撃を与えない、歩かない、運動しない、座ったままという生活をしていると、骨細胞は眠ったまま！

骨づくりに関わる骨ホルモン

新しい骨をつくる**骨《こつ》芽《が》細胞《さいぼう》は、微少な骨ホルモン「オステオカルシン」という物質を分泌**していることがわかっています。「オステオカルシン」は、コロンビア大学のジェラール・カーセンティ博士によって、２００８年に新しい働きが発見されました。

「オステオカルシン」は、骨の中から血管を通じてさまざまな臓器に届けられて、臓器の働きを活性化させます。たとえば、脳では認知や記憶力を改善させ、血管への「オステオカルシン」の作用には、血管を弛《し》緩《かん》させる働きで動脈硬化を防ぐ効果があります。

骨芽細胞が活発に働くことで、骨をつくるだけでなく、ほかの臓器の活性化にもつながっているのです。

第４章でご紹介する「つまずかないトレーニング」を実行することで、若返りに関係する骨ホルモンも活性化させましょう。

若返りに深く関係する 骨ホルモン オステオカルシン

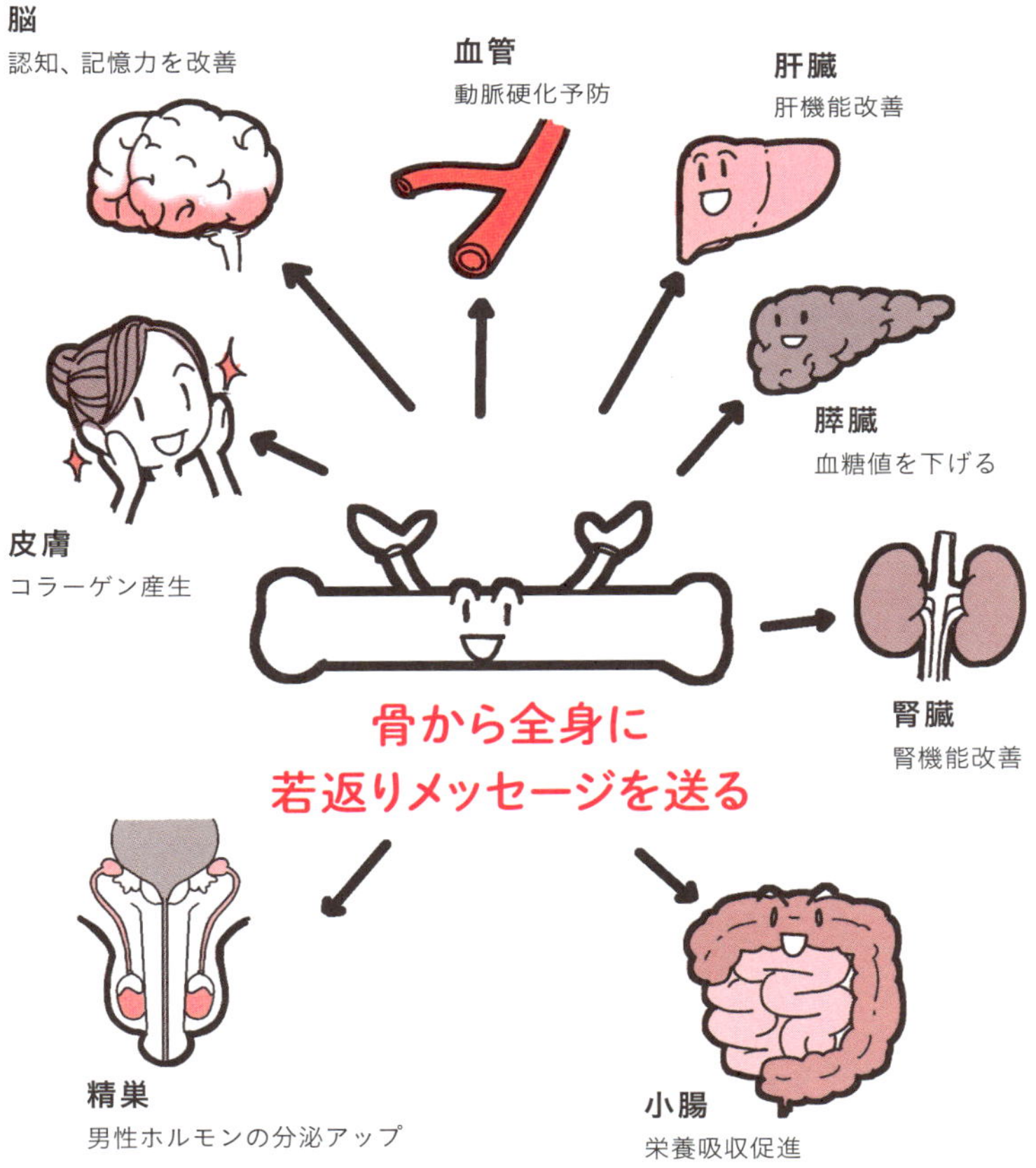

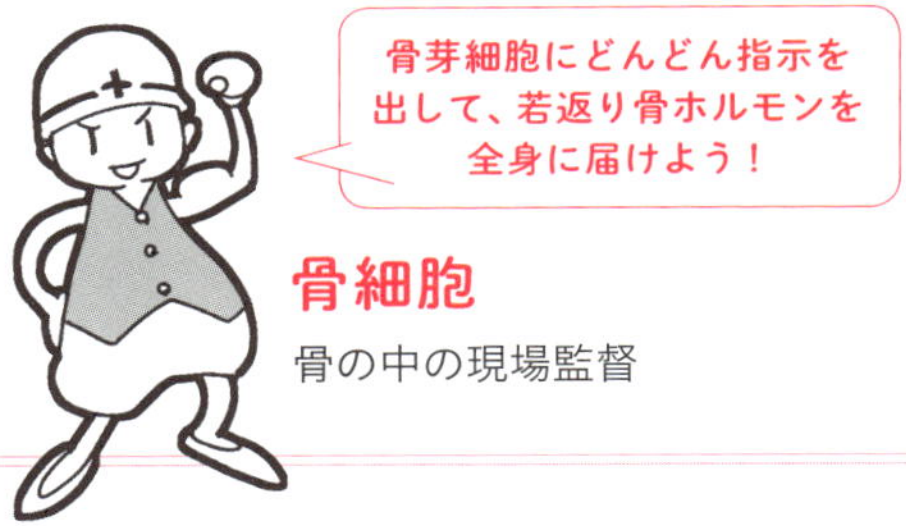
骨芽細胞にどんどん指示を出して、若返り骨ホルモンを全身に届けよう！
骨細胞
骨の中の現場監督

下半身の骨を支える筋肉

骨の衰えだけでなく、運動機能の衰えも、つまずきや転倒、骨折を引き起こします。

特に高齢者に多い大腿骨骨折は、下半身の太ももの筋肉の衰えによって引き起こされます。下半身の骨をサポートする筋肉が落ちているために、つまずき、転倒がひんぱんに起こって、大腿骨骨折を招くのです。太もも正面（大腿四頭筋）の筋肉がひざ関節を伸ばして、太ももの背面の筋肉がひざ関節を曲げ、ふくらはぎが地面を蹴り出すという一連の歩行動作を支えています。

下半身、特に太ももの筋肉量は、健康のバロメーター。

監修の林先生がこれまでに診てきた患者さんでも、太ももを鍛えている患者さんは長生きで健康だそうです。**太くて立派な太ももは、「長寿スイッチ」**ともいえます。

つまずかない、転ばない下半身づくりは下半身の筋肉、特に太ももを強化することです。

太ももは健康のバロメーター

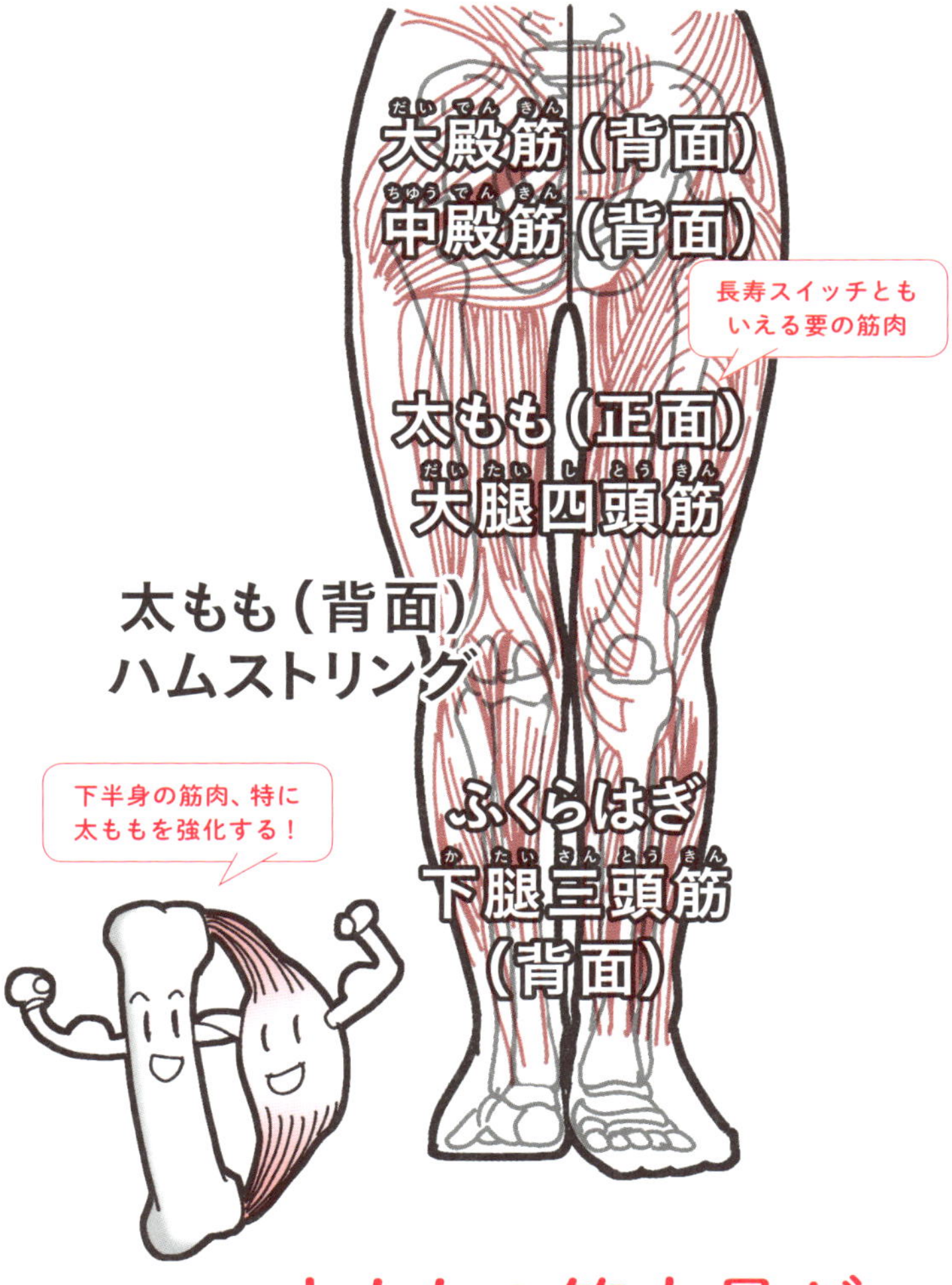

太ももの筋肉量が大腿骨骨折を防ぐ

つまずきや転倒で傷める部位

つまずきや転倒で起こるケガは、主に打撲《だぼく》、すり傷、切り傷、ねんざ、脱臼《だつきゅう》、突き指といったものです。しかし、加齢によって骨や筋肉が衰えると、ちょっとしたつまずきによる転倒、尻もち、すべり落ちといった事故が、入院や手術に関わる大きな骨折やケガとなります。それが原因で、その後の生活が激変することもあります。

骨粗鬆症《こつそしょうしょう》の高齢者によくある骨折の部位が、太ももつけ根の**大腿骨頸部骨折**《だいたいこつけいぶこつせつ》、背骨の**脊椎圧迫骨折**《せきついあつぱくこつせつ》、腕のつけ根の**上腕骨外科頸骨折**《じょうわんこつげかけいこつせつ》、手首の**橈骨遠位端骨折**《とうこつえんいたんこつせつ》の４つです。

また、高齢者は転倒時に頭部から落下しやすくなっているため、頭部を強打した場合には**硬膜下血腫**《こうまくかけつしゅ》の危険もあります。

骨と筋肉を鍛えて、転ばなければ、骨折やケガも起こりません。そのためにも、足腰を鍛えることが重要です！

転倒でよく起こる骨折やケガ

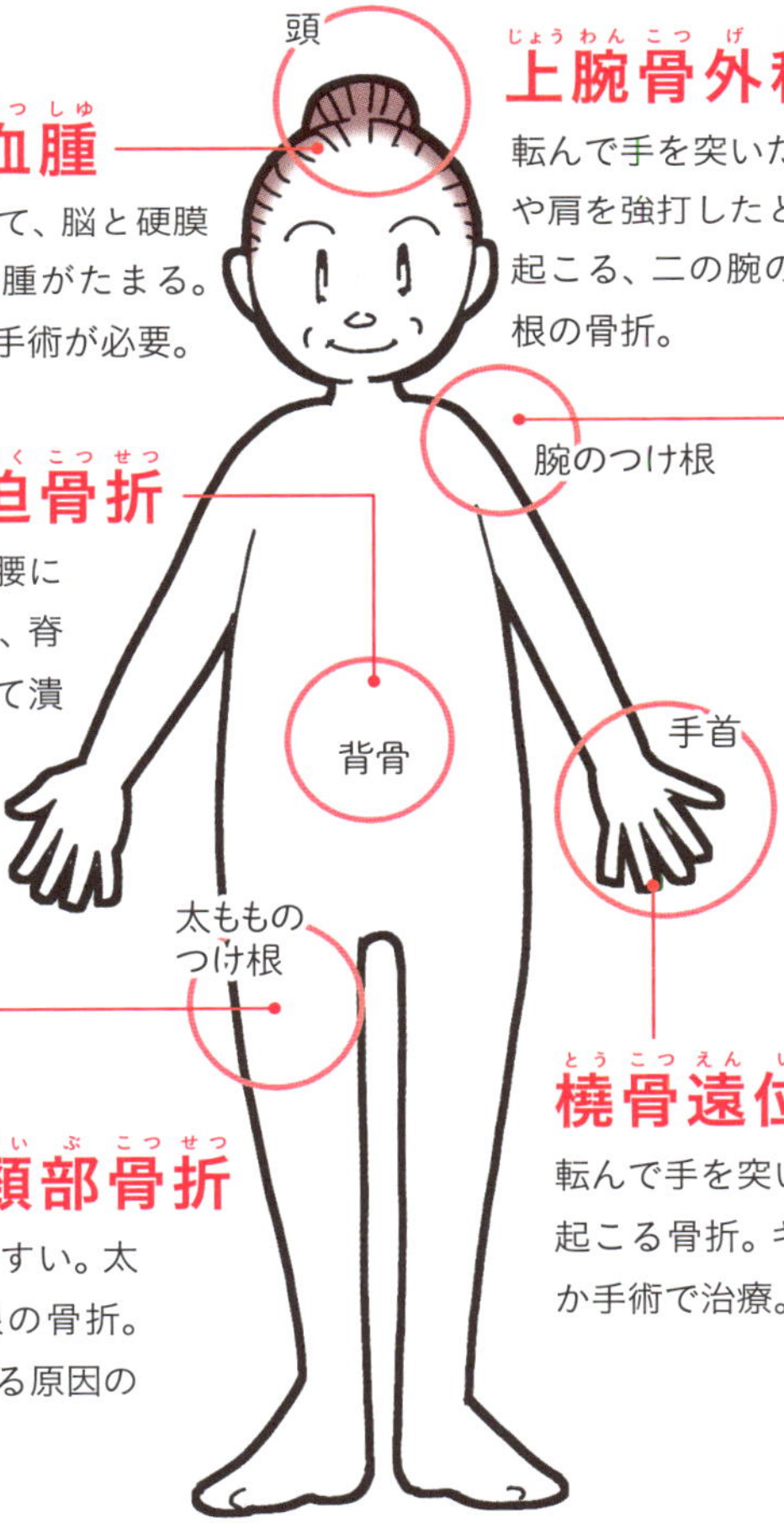

硬《こう》膜《まく》下《か》血《けつ》腫《しゅ》

頭部を強打して、脳と硬膜のすきまに血腫がたまる。すぐに検査と手術が必要。

上《じょう》腕《わん》骨《こつ》外《げ》科《か》頸《けい》骨《こつ》折《せつ》

転んで手を突いたときや肩を強打したときに起こる、二の腕のつけ根の骨折。

脊《せき》椎《つい》圧《あっ》迫《ぱく》骨《こつ》折《せつ》

尻もちなどで腰に負担がかかり、脊椎が圧迫されて潰れてしまう。

橈《とう》骨《こつ》遠《えん》位《い》端《たん》骨《こつ》折《せつ》

転んで手を突いたときに起こる骨折。ギプス固定か手術で治療。

大《だい》腿《たい》骨《こつ》頸《けい》部《ぶ》骨《こつ》折《せつ》

転倒で起きやすい。太もものつけ根の骨折。寝たきりになる原因のひとつ。

打撲、すり傷、切り傷、ねんざ、脱臼、突き指

つまずきによる転倒が、
深刻な骨折やケガとなる！

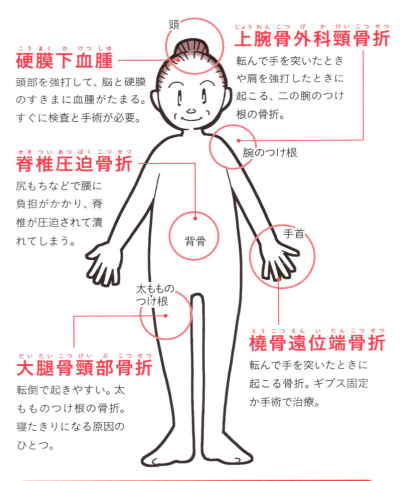

COLUMN 4

使わない筋肉はたちまち脂肪に！

人間の体はふしぎなもので、内臓でも筋肉でも、使わないでいると、どんどん衰えていきます。寝たきりになった患者さんが、筋力を取り戻すのにかなりの時間がかかりますが、それは筋肉を使わずにいると新しい筋肉細胞をつくることなく、もともとあった筋肉細胞まで、脂肪をたくわえる細胞に変えてしまうからです！

「つまずかない」トレーニングは、脂肪細胞増加を防ぐためにも役立ちます。ぜひ毎日筋肉を使い続けてください。

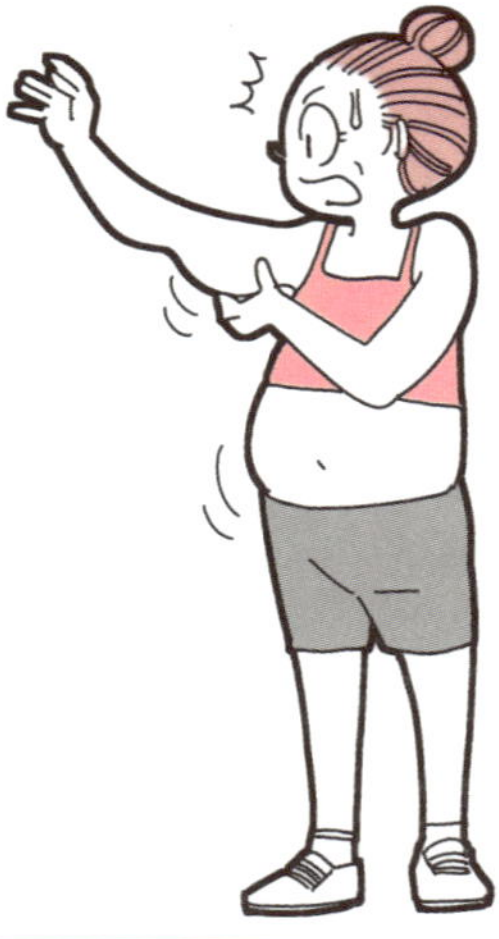

第4章

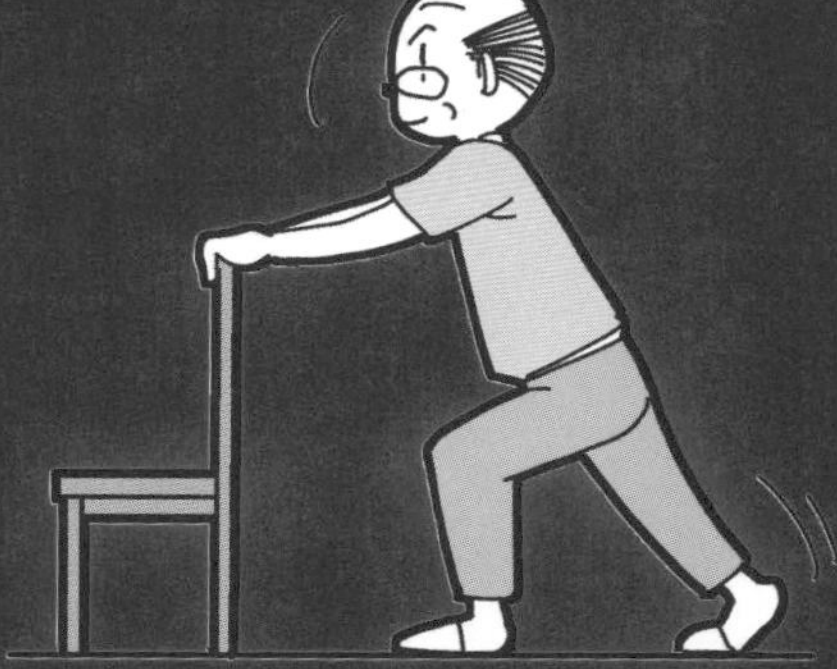

これだけやれば「つまずかない」トレーニング

「つまずかない」筋肉をつくるために、
毎日短時間でできる
4つの足腰トレーニング＋ドローイン呼吸法を
ご紹介します。
今日からすぐに始めましょう。

ふくらはぎ
4つの足腰トレーニング

ふくらはぎを鍛える

ふくらはぎは、全身の血流を改善する「第二の心臓」と呼ばれています。運動でふくらはぎを鍛えると、強い心臓のように全身の血液やリンパ液の流れをよくして、血液をめぐらせて、体の各器官も活性化します。

ふくらはぎが、張りのある楕円形をしていれば、健康な筋肉の状態といえます。逆に、筋肉がやせ細っている高齢者のふくらはぎは、見た目以上に衰えて弾力がありません。この状態ですと、血液やリンパの流れも滞ってしまいます。

筋力や心身の活力が衰えた虚弱状態であるフレイル（20ページ）の原因のひとつに、**全身の筋肉量が減少するサルコペニア**があります。サルコペニアによって筋肉量や筋力が衰えると、転びやすくなって骨折するなど、さらに悪循環を引き起こします。ふくらはぎを鍛えて、この悪循環のサイクルを断ち切りましょう。

ふくらはぎの筋肉

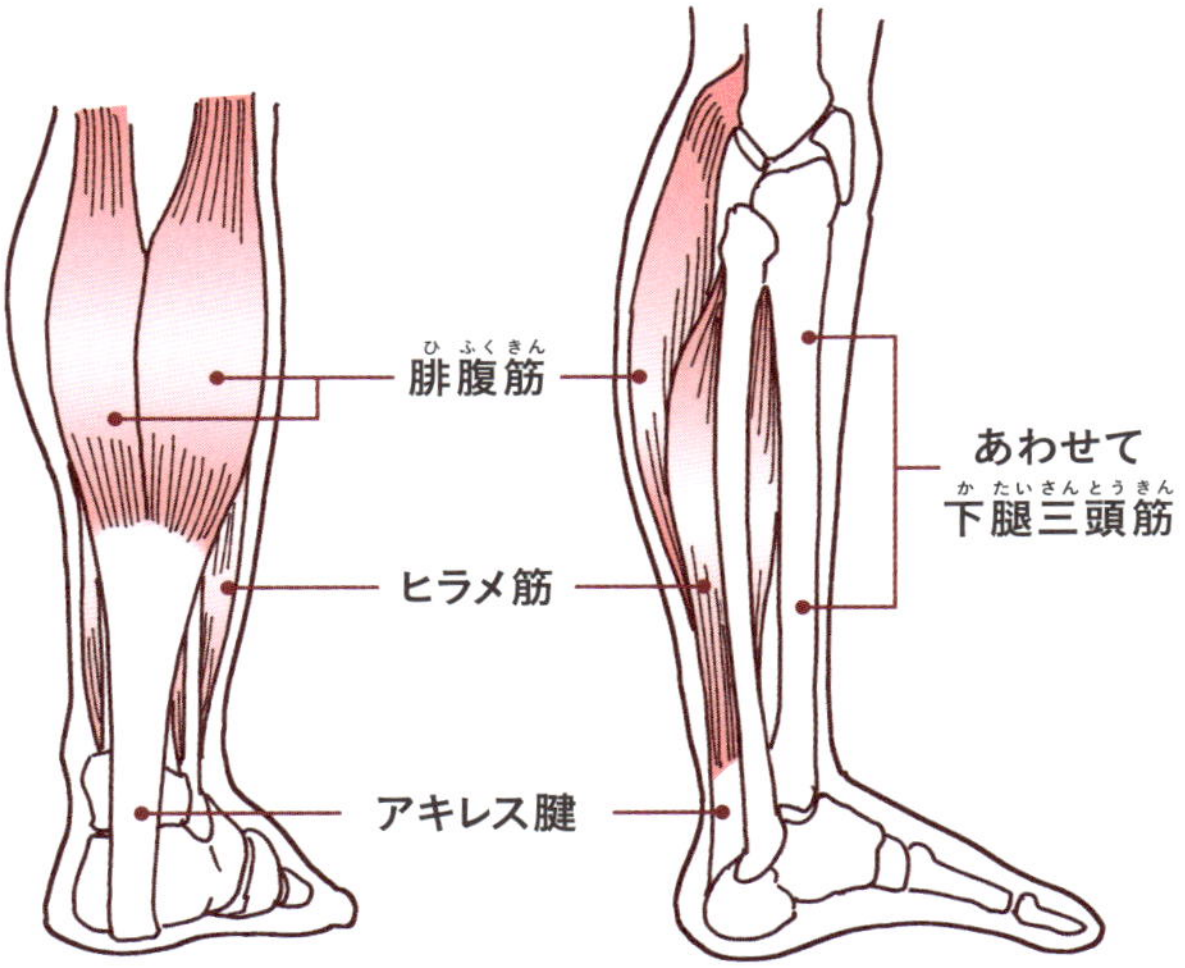

サルコペニアとは？

加齢や疾患によって全身の筋肉の量が減少していく現象。

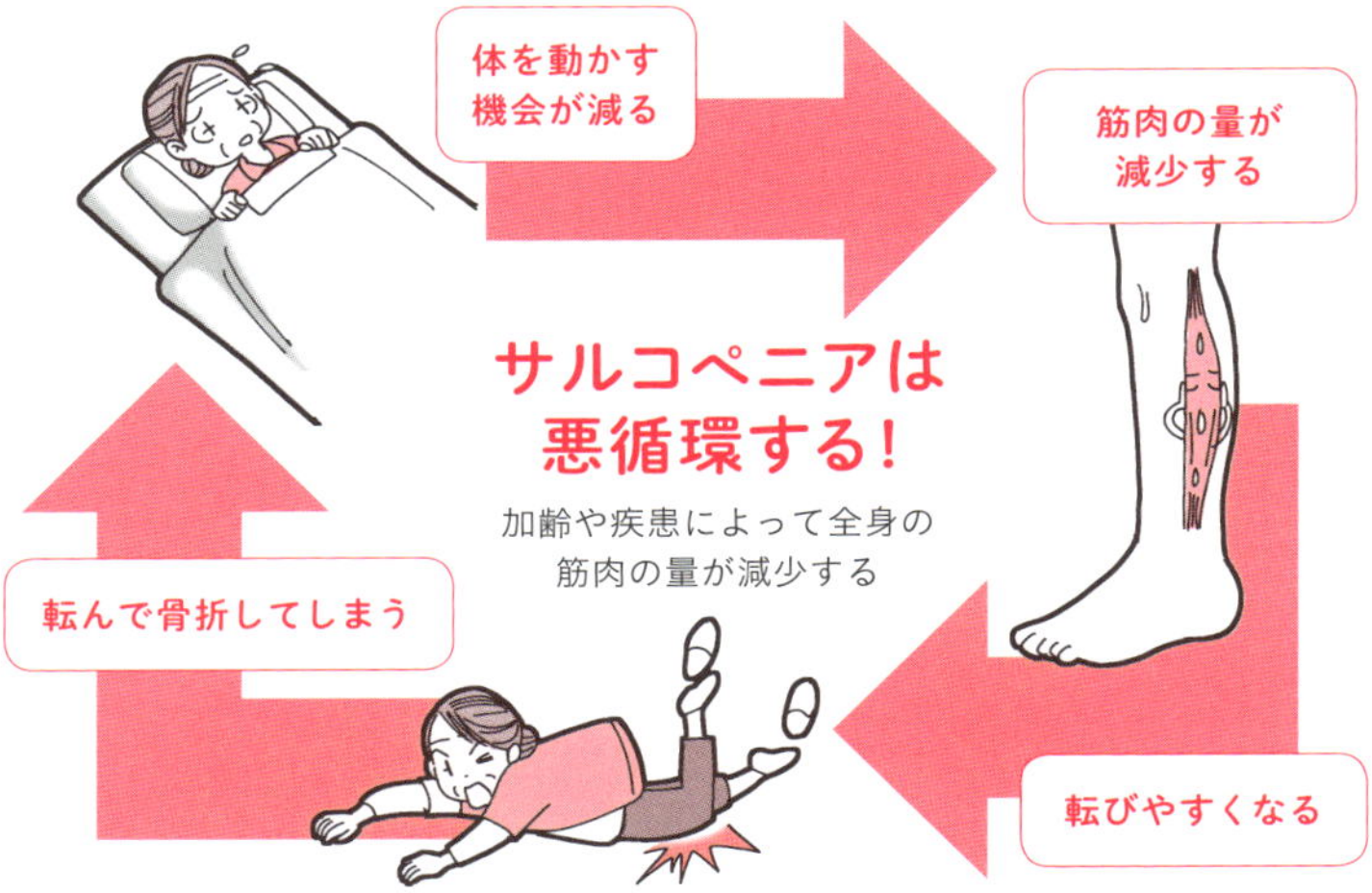

トレーニング❶ かかとドシン落とし

ふくらはぎと骨に効く!

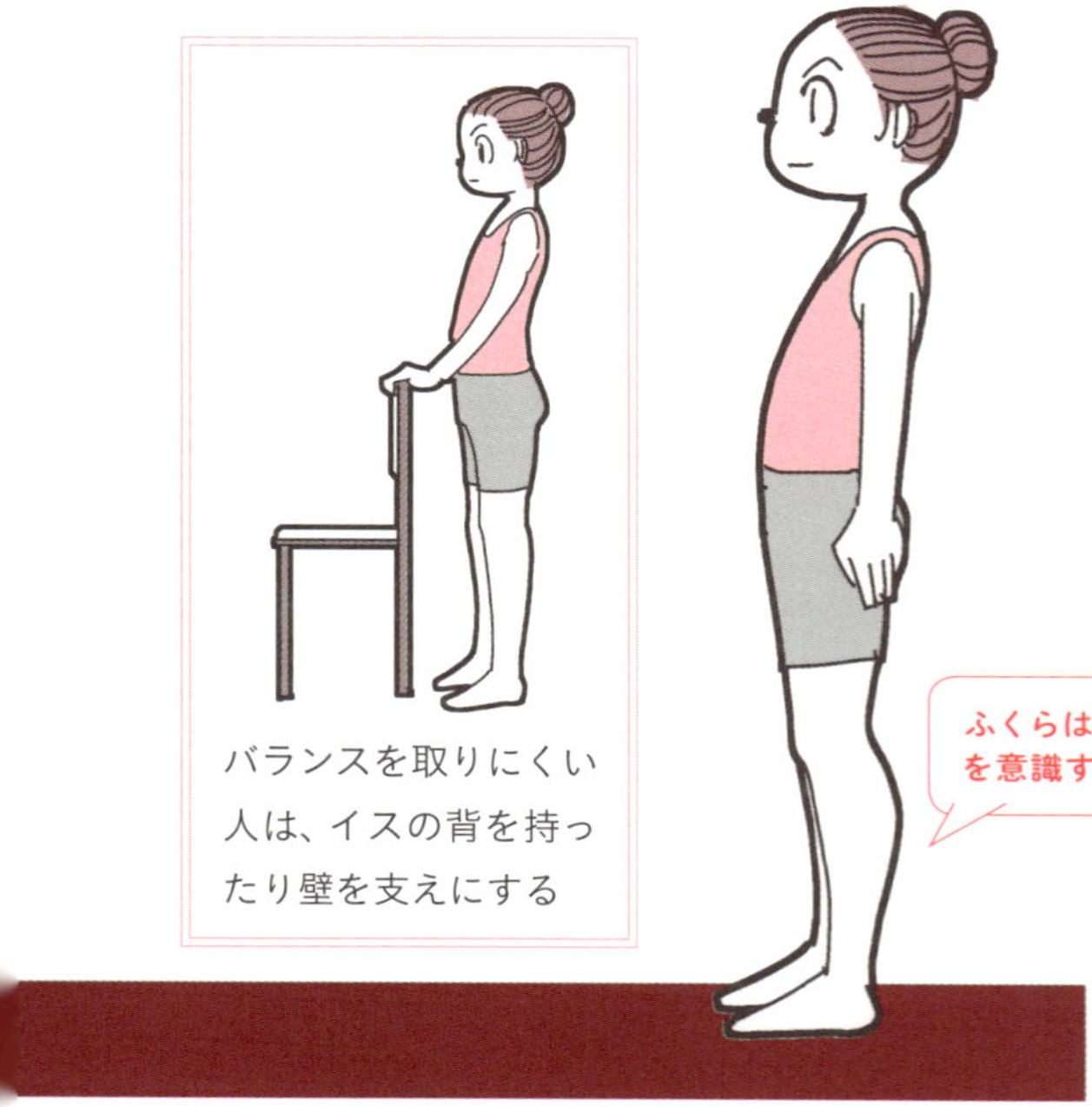
バランスを取りにくい
人は、イスの背を持っ
たり壁を支えにする
ふくらはぎ
を意識する

① イスから立ち上がる

背筋はまっすぐ肩幅に足を開く

ふくらはぎと骨細胞を刺激するトレーニングです。かかとの上げ下げを繰り返すことで、ふくらはぎの筋肉が鍛えられます。

1セット
5回
1日
1〜3回

注意

ひざ痛、腰痛のある方は、ゆっくりかかとを下ろす

つま先立ちで
30秒
キープ
ふくらはぎ
を意識する
ドシン

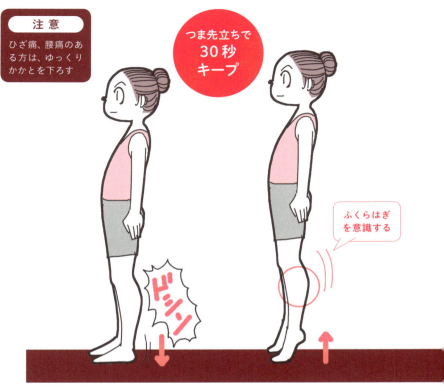

② つま先立ちで背伸び

つま先立ちで30秒キープ

息を吐きながらゆっくり5秒かけて、かかとを上げる

③ 「ドシン」と強めにかかとを落とす

ゆっくり、または「ドシン」とかかとを落とす

ここがポイント

かかと落としで「ドシン」と強い衝撃を与えることで、骨細胞を活性化させる効果がある(84ページ参照)。

腰

4つの足腰トレーニング

腰を鍛える

背中から腰にかけての筋肉は、かがむ、反らす、ねじるといった動作の要《かなめ》を担っています。これらは、骨や筋肉が衰えている高齢者には動作しづらく、つまずいて転倒したときに、骨折しやすい部位です。

腰の筋肉が衰えていると、腰痛にもなりやすく、痛みでよけいに歩くことや運動することを避けてしまうという悪循環に陥ります。

しかし、**腰骨を取りまく筋肉をしっかりと鍛えて、腰骨をプロテクターのように覆えば、腰痛の軽減や転倒による骨折防止**にもつながります。

腰骨は、適度な負荷を与えることで、骨をつくり始めます。

毎日少しずつ足腰トレーニングを続けることで、腰まわりの広範囲な筋肉が鍛えられ、バランス能力も向上していきます。

腰まわりの筋肉

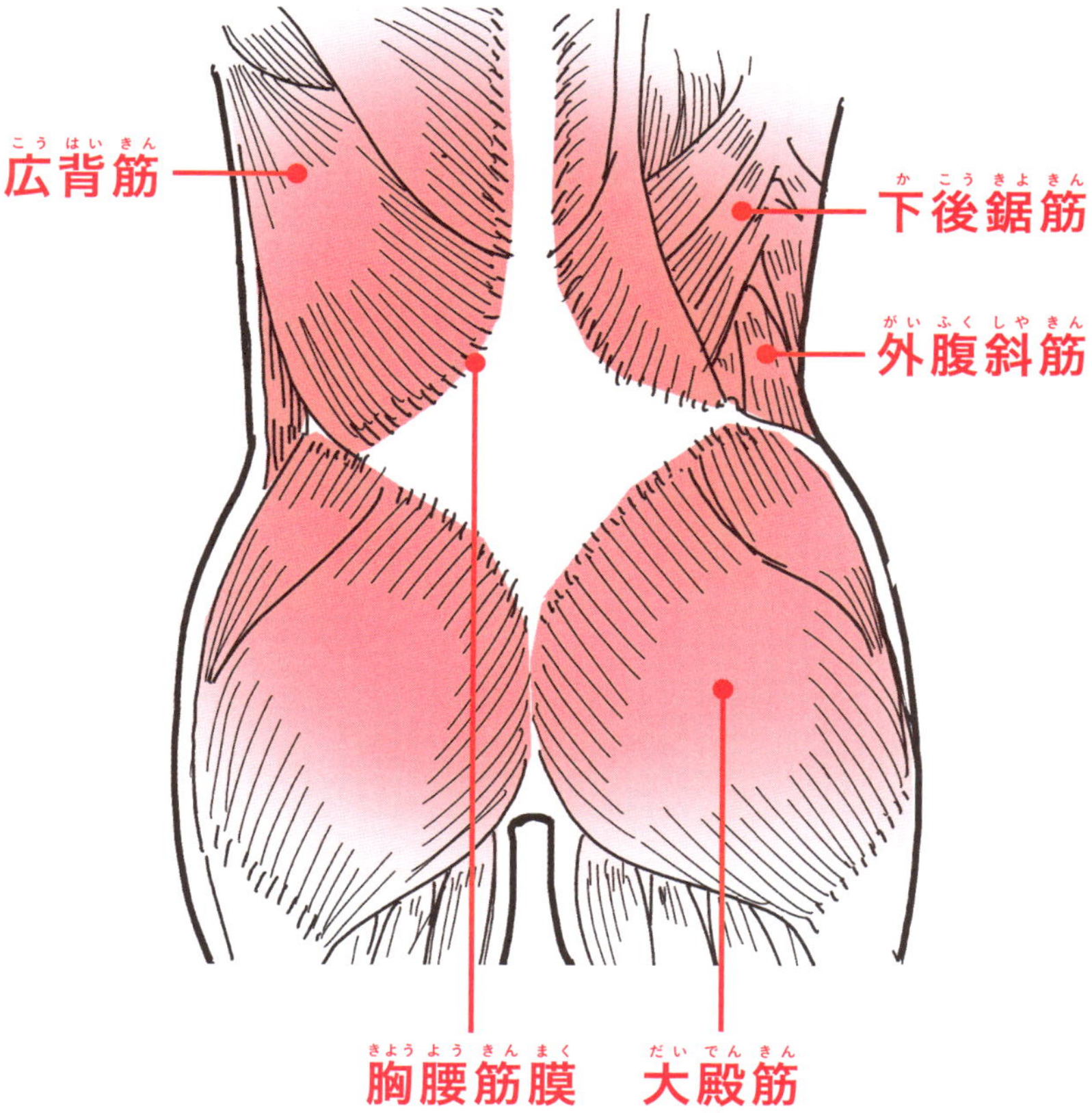

腰の筋肉を鍛えて、
かがむ、反らす、ねじる動作
をしやすくする

トレーニング❷ スローな足の後ろ上げ

1セット
5回
1日
1～3回

腰の筋肉に効く!

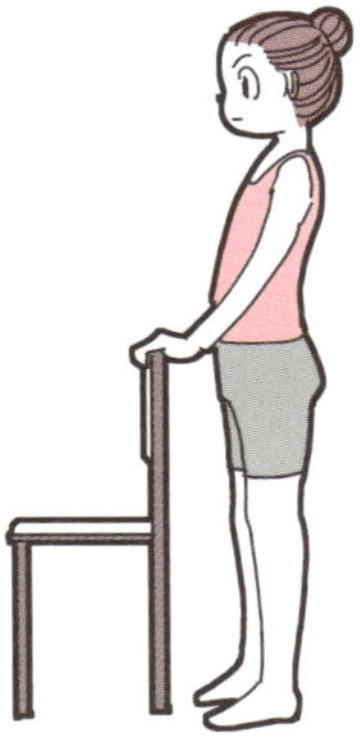

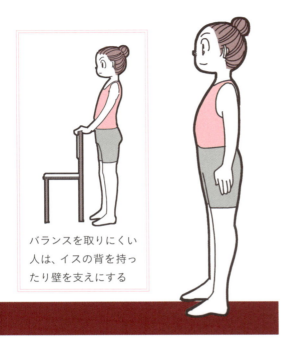

バランスを取りにくい人は、イスの背を持ったり壁を支えにする

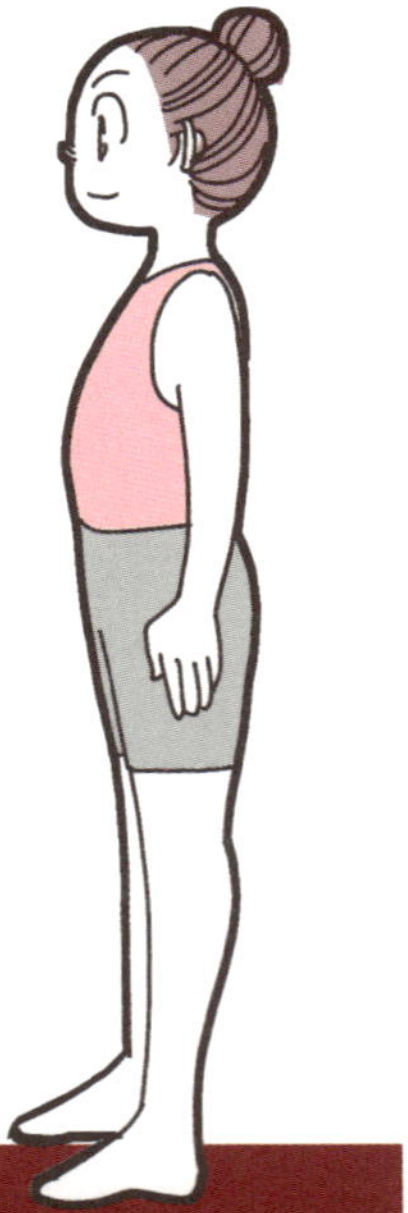

① 足を肩幅に開いてまっすぐに立つ

背中、お尻、腰まわりの広範囲な筋肉を鍛える運動です。まっすぐに背中と足を伸ばして行います。

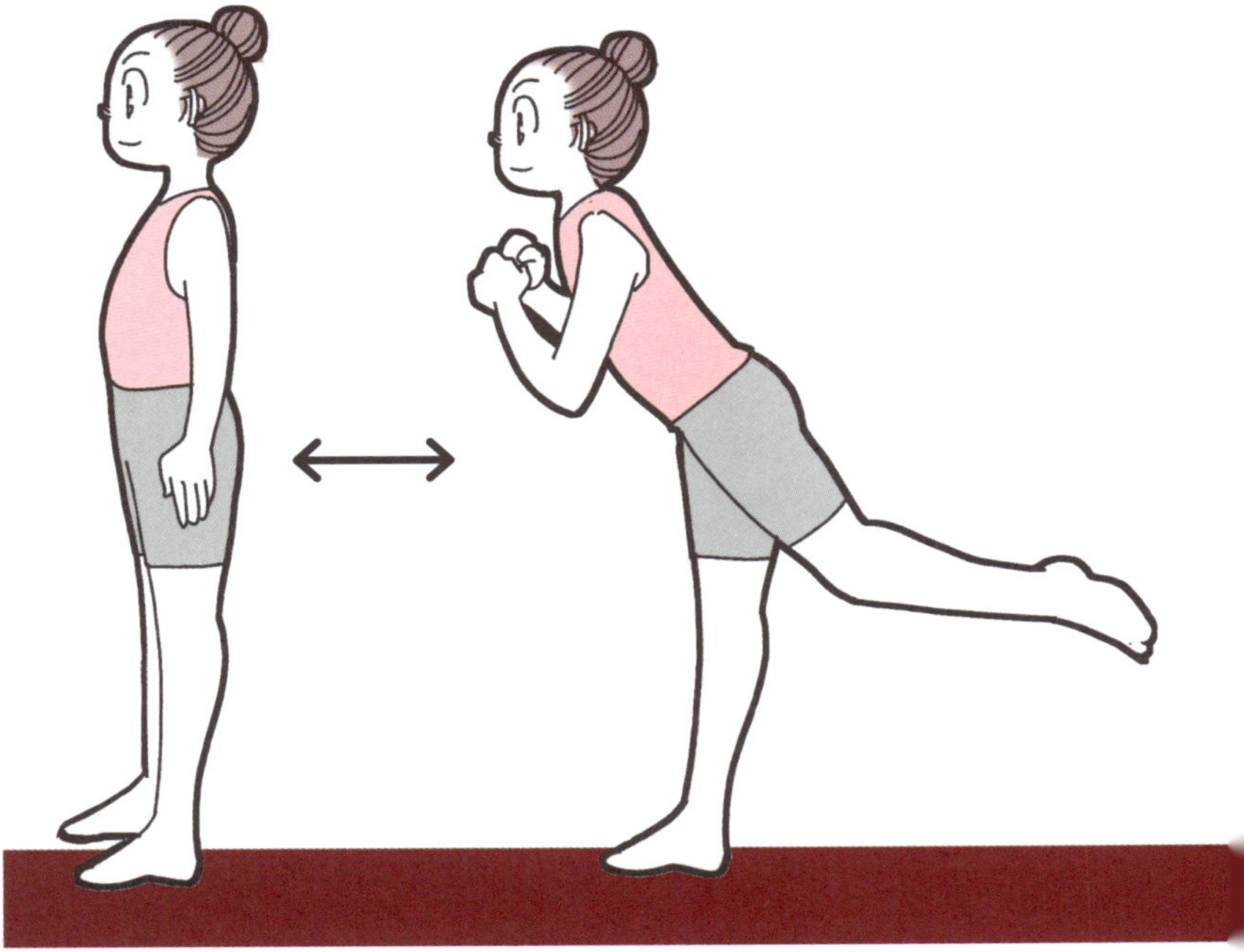

② **上半身を45度に傾けて片足を後ろに上げて5秒キープ**

③ **ゆっくりと足を下げる**

もう片方の足も同じ動作を繰り返す

ここがポイント

腰骨と背骨に適度な負担をかけて腰の筋肉を鍛えます。つまずかないように足を後ろに持ち上げる力がつきます。

太ももを鍛える

つまずき、転倒による大腿骨骨折を防ぐためには、太もも（大《だい》腿《たい》四《し》頭《とう》筋《きん》）を鍛える必要があります。

大腿四頭筋は、人体の中でいちばん大きくて厚い筋肉です。**立つ、座る、歩くという基本の動作のすべてを支えている重要な筋肉**でもあります。

ひざ痛のある人は、この大腿四頭筋の筋力が衰えていることが多く、この筋肉が発達している人は、つまずきにくく、立ち座りの動作が楽にできます。足腰がじょうぶで元気な人は、両方の太ももの横幅と、お腹の横幅が同じくらいです。それ以下の横幅の人は、太ももの筋肉が衰えています。

大腿四頭筋を鍛えるには、スクワットがいちばん効果的です。ただし、ゆっくりと負荷をかけていく、超スロースクワットがおすすめです。

大腿四頭筋は
4つの筋肉の集合体

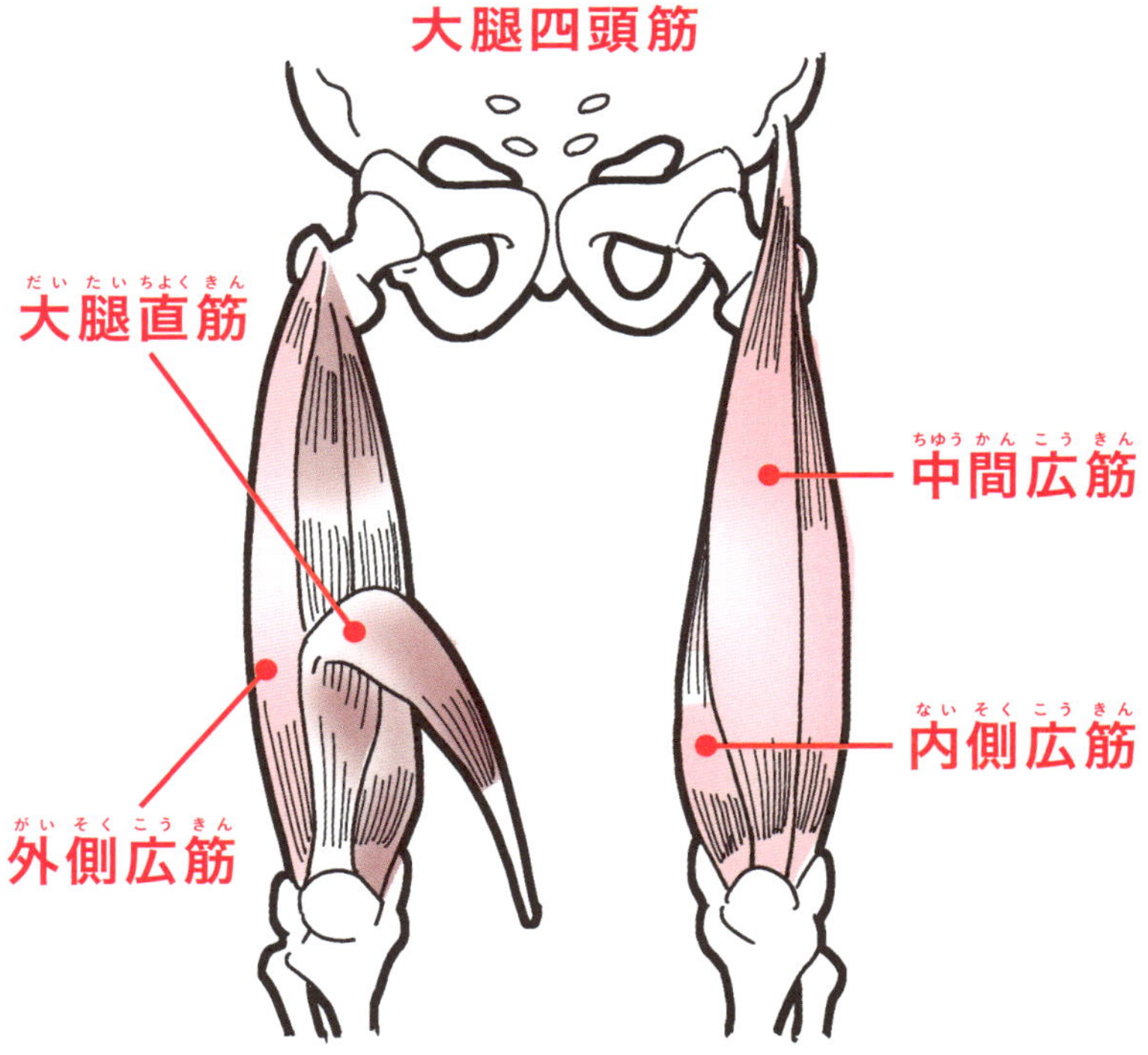

立つ、座る、歩く
ための筋肉を鍛えて、
つまずきを防止する

太もも
4つの足腰
トレーニング

トレーニング③
スロースクワット

大《だい》腿《たい》四《し》頭《とう》筋《きん》に効く!

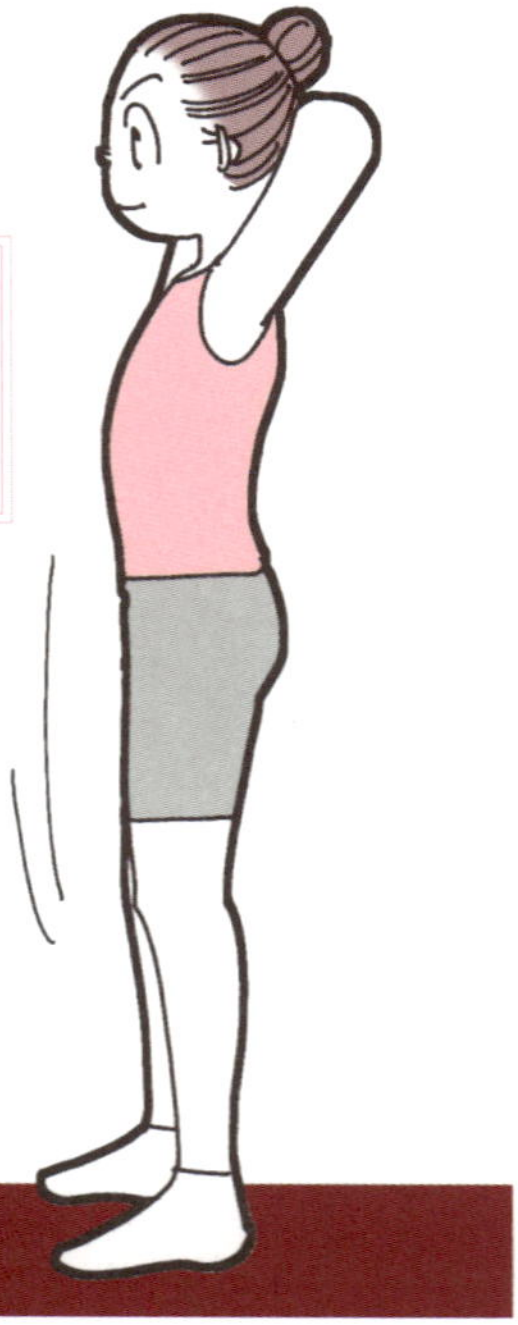

足腰に自信のない人は、イスの立ち座りからスタートしましょう

① 肩幅に足を開いて まっすぐ立つ

足先は30度の角度で開く

ひざに負荷をかけすぎない、ゆっくり繰り返すスロースクワットで、大腿四頭筋を鍛えます。

1セット
5回
1日
1〜3回

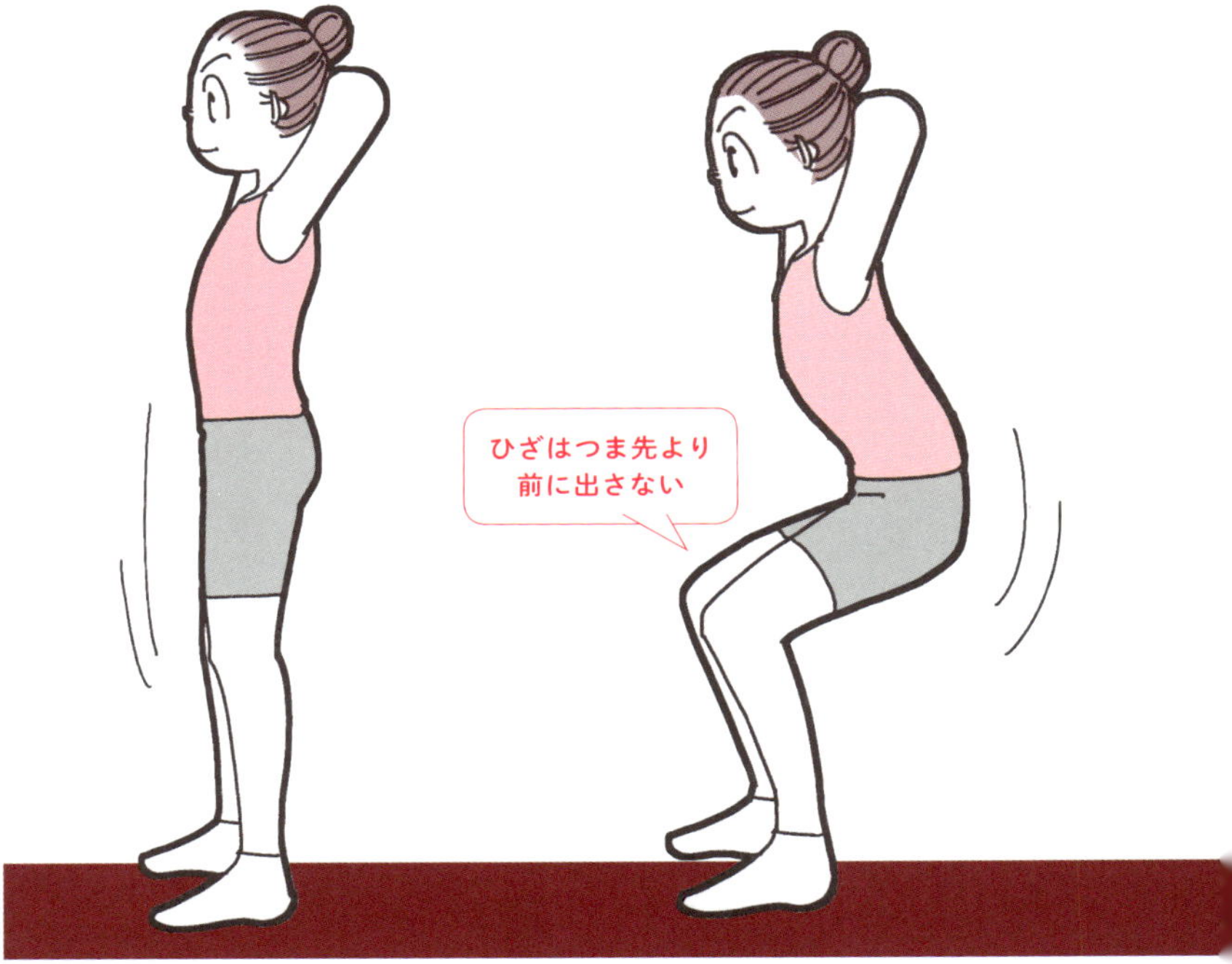
ひざはつま先より
前に出さない

② ゆっくりひざを曲げて腰を下ろした状態で5秒キープ

ひざは、30 ～ 40度の角度で屈曲

③ 息を吐きながらゆっくりと元に戻る

ここがポイント

可能な限りお尻を突き出して、かかとに体重をかけて腰を下ろす。太ももの前だけでなく、太ももの後ろやお尻の筋肉まで使う。

足うら

足うらの筋肉がしっかり発達していると、地面を蹴って歩いたり、揺れる電車の中でもふんばることができます。

しかしサイズのあっていない靴やハイヒールを長年履いていると、足の形が外反母趾変《がいはんぼしへん》形《けい》や内反小趾変形《ないはんしょうしへんけい》になっていたり、脚の筋肉が衰えて足のアーチがなくなって扁平足《へんぺいそく》になってしまうこともあります。

これら足の変形によって痛みがあると、よけいに歩く機会を減らすようになり、筋肉が衰えて、つまずきやすくなってしまいます。

また、足のうらへの刺激は、脳の血流を増やすことがわかっています。足のうらの刺激が、脳にもよい影響を与えてくれるのです。**足指と足うらをしっかり鍛えることで、つまずきやすい「すり足」予防**にもつながります。

足のうらを支える
4つの筋肉を鍛える（足底）

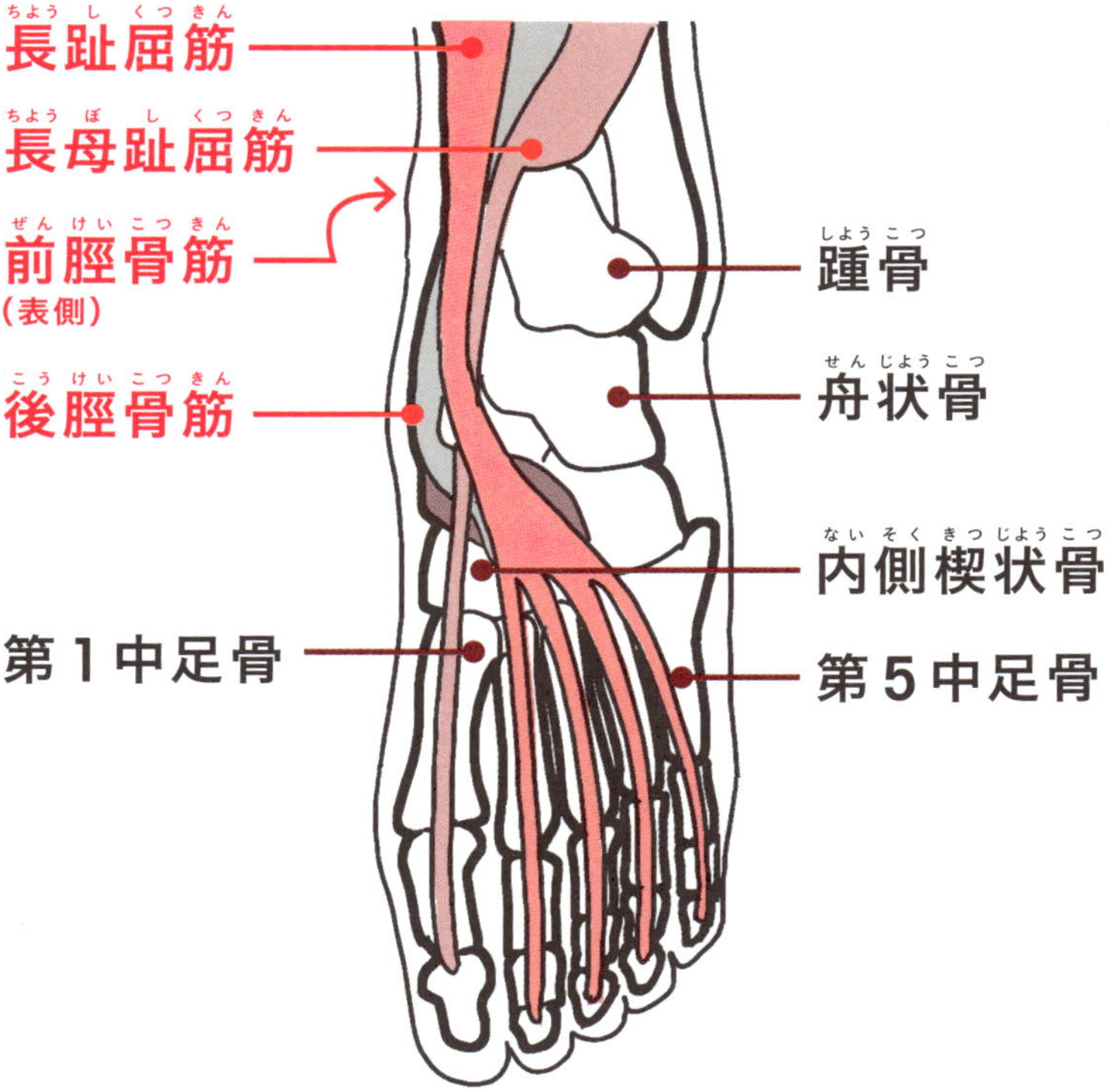

4つの筋肉が衰えてしまうと、
舟状骨が支えきれず、土踏まずが
押しつぶされて扁平足《へんぺいそく》になる。
土踏まずがなくなると、
外反母趾変形《がいはんぼしへんけい》になりやすい

足うら
4つの足腰トレーニング

トレーニング❹
足指ジャンケン&タオル

各1セット
5回
1日
1〜3回

足指ジャンケン

足指タオルの前に柔軟体操的にやってみましょう

注意
イスに腰かけて、行います。

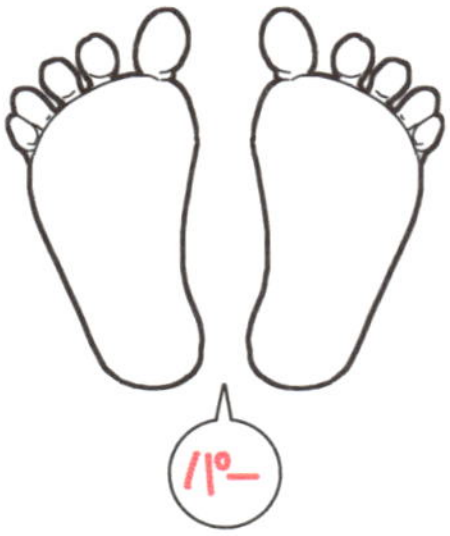

①足指を思い切り広げて「パー」

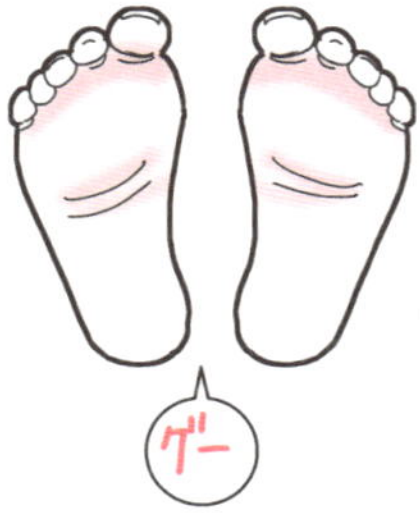

②足指を丸めて「グー」

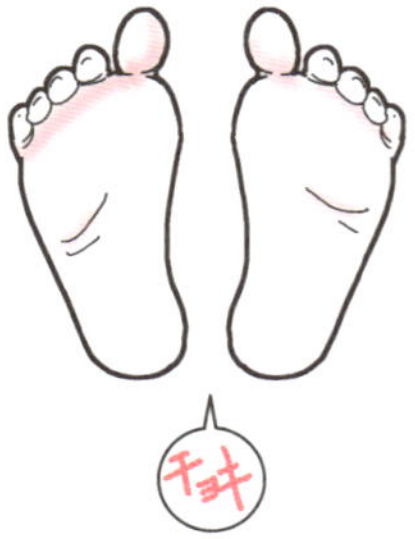

③親指だけ上げて「チョキ」

つまずきやすいすり足歩行を予防するために、足指と足うらを思いっきり使うトレーニングです。

足指タオル たぐり

足指タオル たたみ

イスに腰かけて、薄手のフェイスタオルを使います

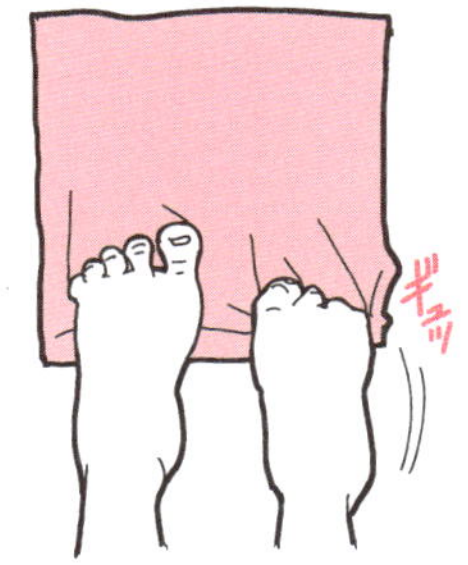

① 足もとにタオルを敷く

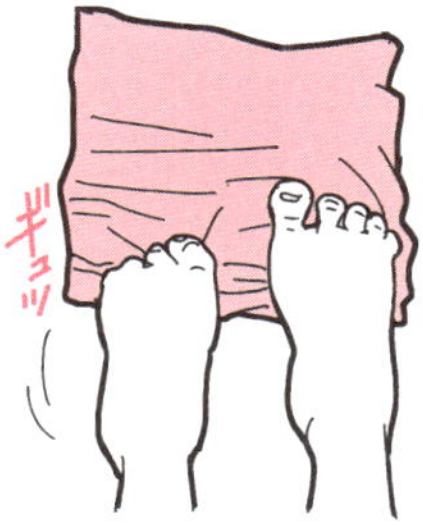

② 足指だけでタオルをぎゅっとつかんでたぐりよせる

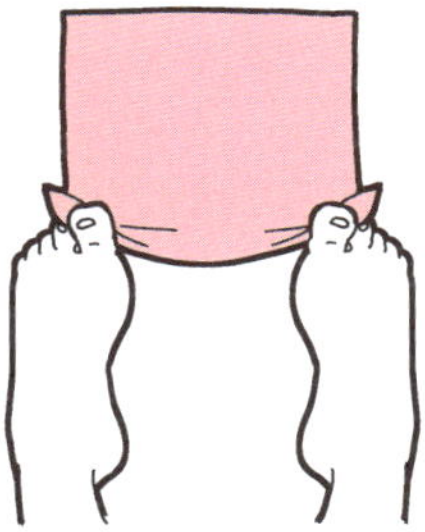

① 足もとのタオルの端を足指でたたんでいく

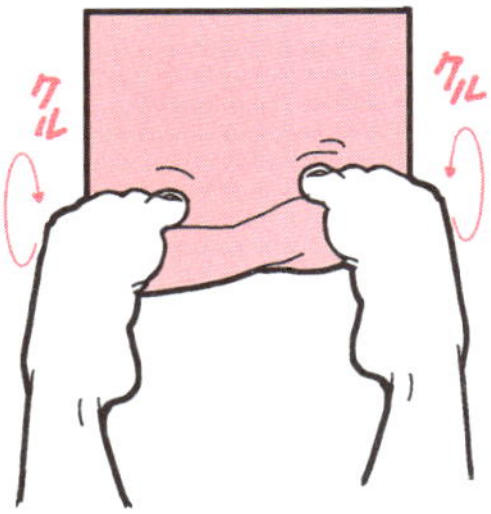

② たたんだタオルを足指でくるくる巻いていく

ここがポイント

足指や足うらの筋肉を、意識的にすみずみまで使うようにします。足うらの刺激が脳の老化予防にも効果的です。

お腹

お腹トレーニング
ドローイン呼吸法

初心者向け

あお向けに寝て行う

① あお向けに寝て、ひざを立てる

お腹の左右に両手をあてると、動きがわかりやすい

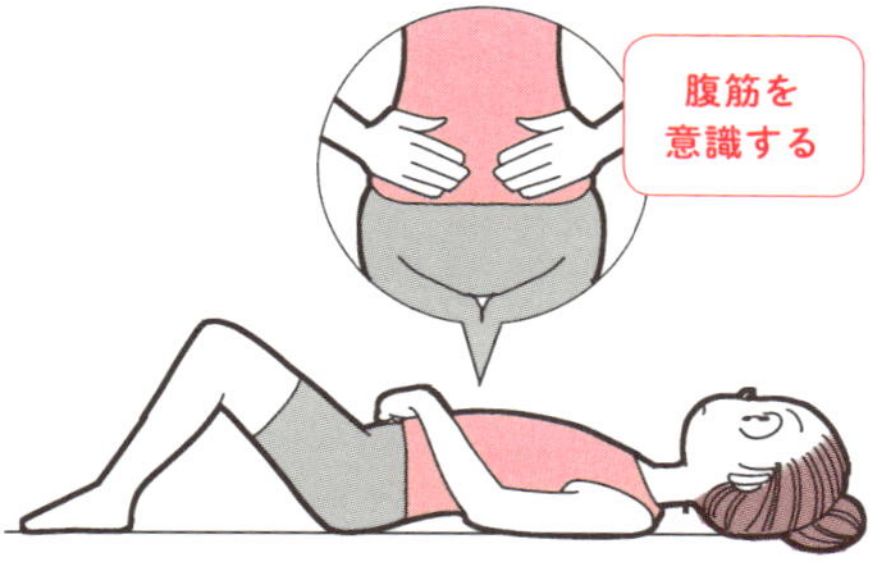

② ゆっくり息を吐きながら、お腹をへこませる

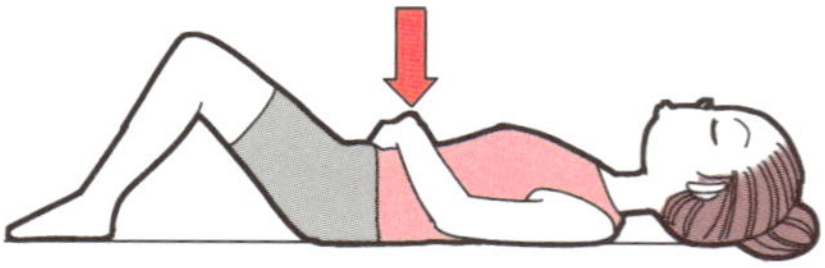

③ 息を吐ききったら、そのまま30秒キープして、元に戻す

「つまずかないトレーニング」の最後に、ドローイン呼吸法で、インナーマッスルといわれる腹横筋《ふくおうきん》や腹斜《ふくしゃ》筋《きん》を中心に、腰の深くの筋肉を鍛えましょう。

寝たままでも、イスに腰かけても、どちらの方法でもかまいません。

各1セット
5回
1日
1～3回

慣れたら

イスに座って行う

① イスに浅めに腰かける

姿勢をよくして胸をはる

**② ゆっくり
息を吐きながら、
お腹をへこませる**

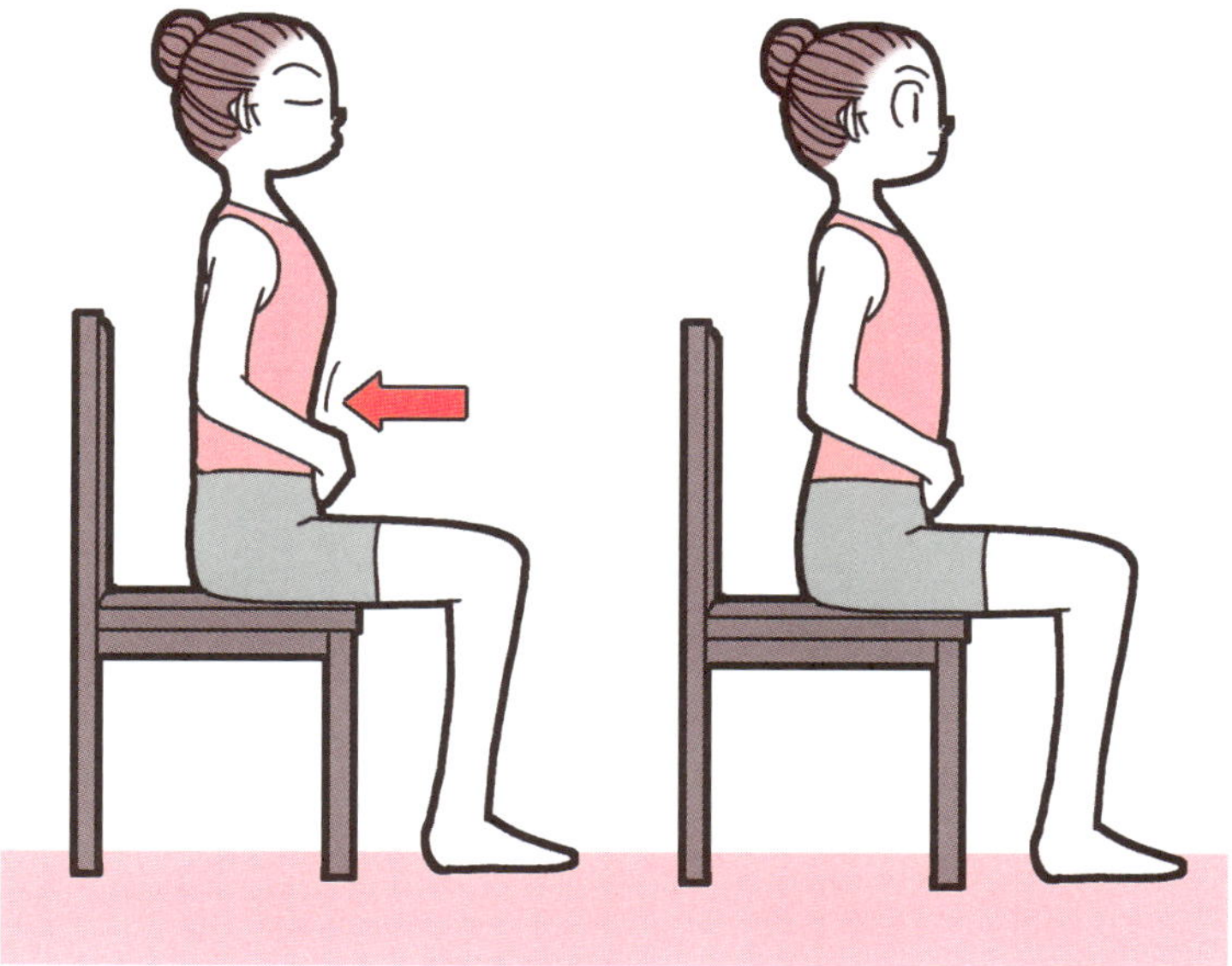

**③ 息を吐ききったら、
そのまま30秒キープして、もとに戻す**

ここがポイント

腹横筋は、体の軸を安定させる筋肉。体幹を安定させて、つまずかない姿勢づくりに役立ちます。

COLUMN 5

「転ぶのが怖いので閉じこもる」はまちがい！

一度つまずいて転倒した方や骨《こつ》粗《そ》鬆《しよう》症《しよう》の方、骨折後の手術を受けた方の中には、「転ぶのが怖いから」といって、外出や運動を極力控えてしまう方が少なくありません。「転ぶのが怖い」と考えた場合には「転ばない」ために積極的に筋肉を使っていかなければ、またつまずいて転ぶ可能性があります。

ひとりでは不安な方は、家族や若い人と一緒に運動するところから始めましょう。

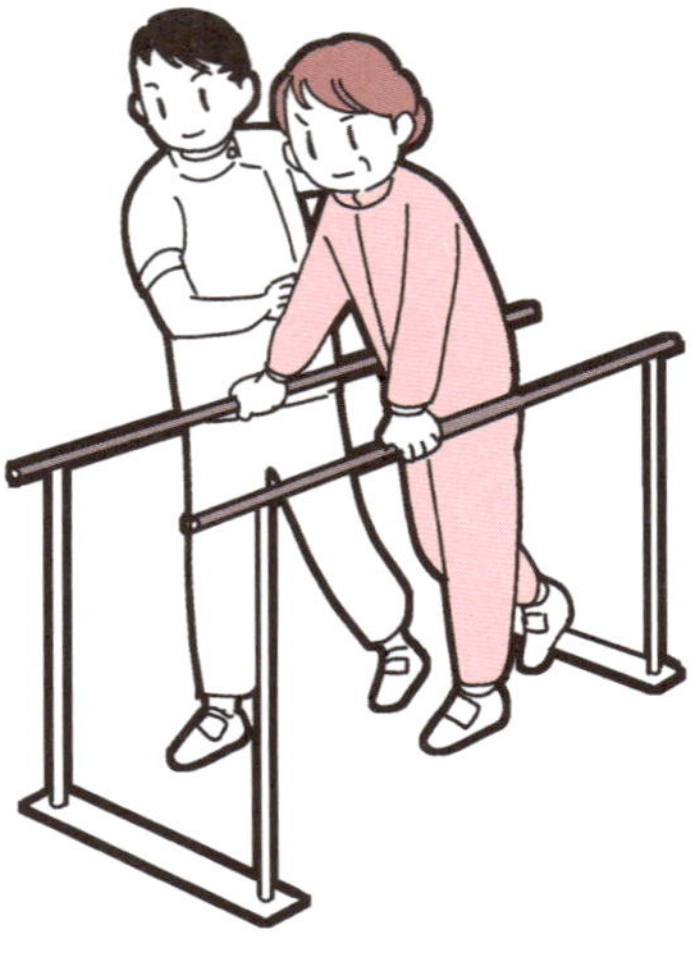

第5章

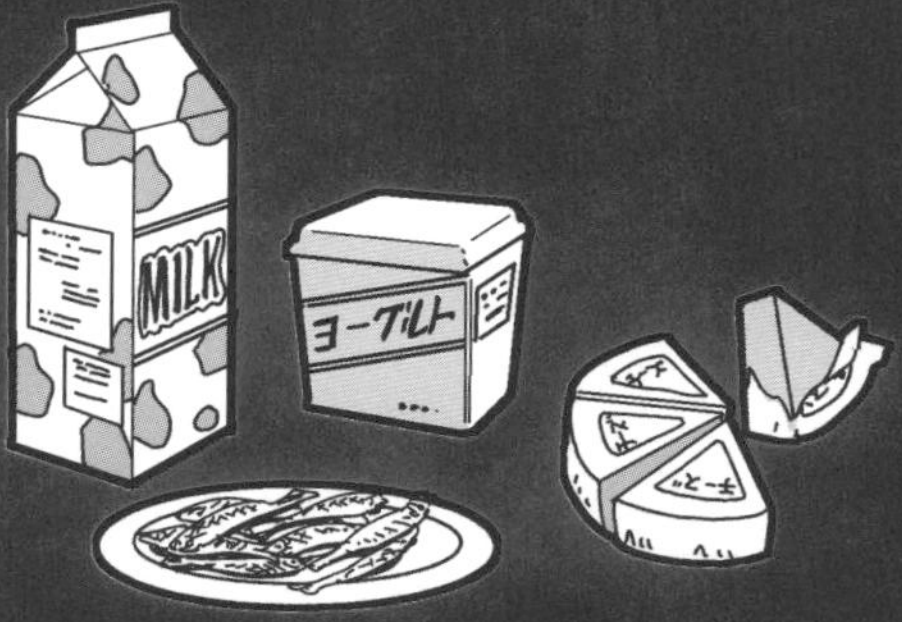

骨と筋肉をじょうぶにする「食事」

運動はもちろん、骨と筋肉を強くするためには、
日頃の食事が重要です。
骨だけではなく、筋肉をつくりだす
栄養素も考えてバランスよく食事を
とるようにしましょう。

体の中から骨や筋肉を強くする「食べる」トレーニング

つまずき防止のためには、**骨や筋肉を鍛える運動、ビタミンDを増やしてふらつきを少なくする日光浴、体の中から骨や筋肉を強くする栄養摂取、**の3つを同時に行わなければいけません。特に、栄養をとるためにバランスよく「食べる」ことは、トレーニング並みに重要です。

体に必要な栄養素を毎日食べることは、骨や筋肉の材料になるだけでなく、生活習慣病予防やフレイル予防にも効果的です。

たとえば、**毎日コップ1杯の牛乳、1日1回の肉と魚、1日350グラムの緑黄色野菜、1日200グラムのくだもの、**というように数値目標を決めると、わかりやすいはずです。つまずかない体づくりは、これら4原則を守った健康な食生活から始まります。楽しみながら豊かな食生活にしましょう。

つまずき防止のための食生活4原則

①毎日コップ1杯牛乳を飲む

→136ページ

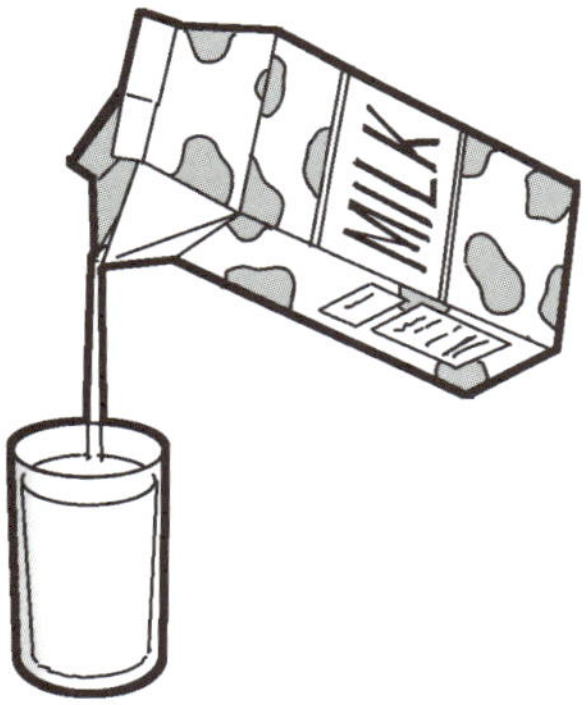

②1日1回肉と魚を食べる

→128ページ

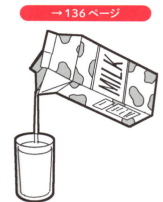

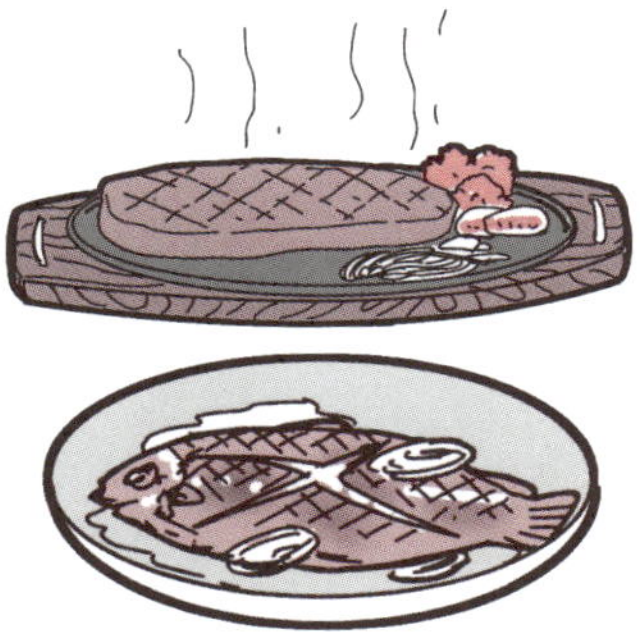

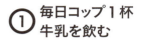

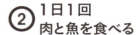

③1日350グラム緑黄色野菜を食べる

→124ページ

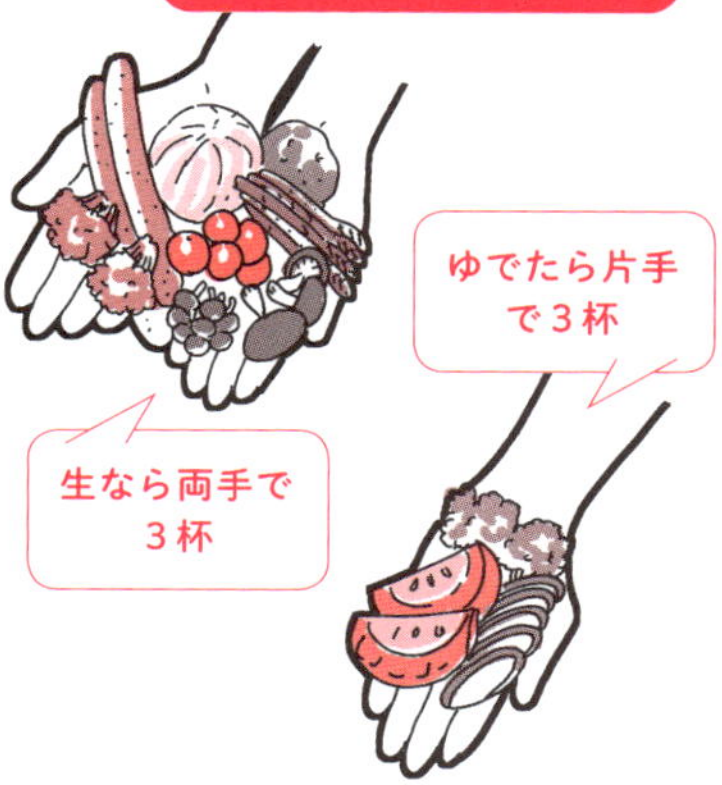

④1日200グラムくだものを食べる

→138ページ

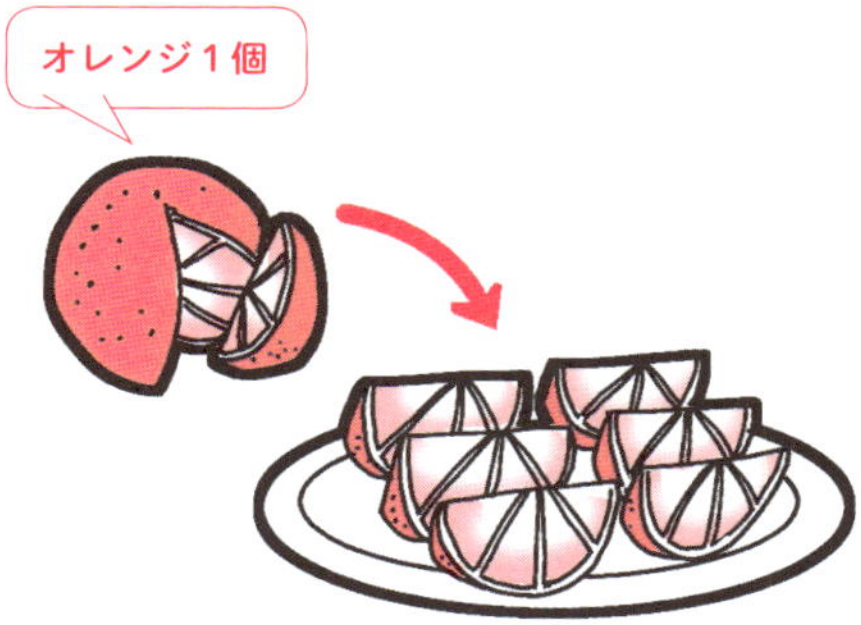

骨を強くする3つの栄養素＋オイルのセットで食べる

骨を強くする栄養素は、**骨や歯をつくるカルシウム、カルシウムを吸収しやすくするビタミンD、カルシウムを骨に沈着させるビタミンK**の３つです。

カルシウムを多く含んだ食べものを食べると、ビタミンDの助けによってカルシウムが腸管から吸収され、ビタミンKが体内に吸収されたカルシウムが骨に沈着するのを助けて、じょうぶな骨をつくります。

ビタミンDとビタミンKは、脂溶性ビタミンのため、オイル（油脂類）と一緒に食べて、体内への吸収を高める必要があります。1日に1品でも、**３つの栄養素＋オイルのセット**をとるために、セットレシピを積極的に取り入れることを心がけましょう。たとえば「しらすチーズ納豆サラダ」のように、手軽にセットでとれる骨太レシピのストックがたくさんあるとよいですね。

カルシウム吸収と骨づくりのしくみ

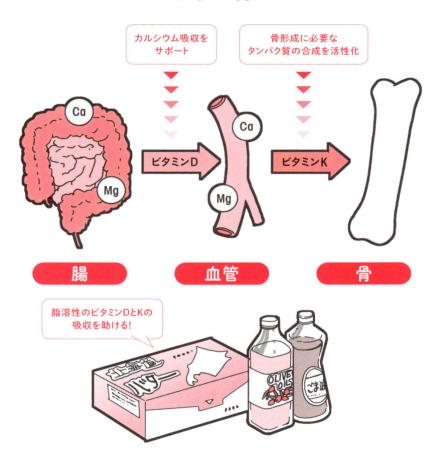

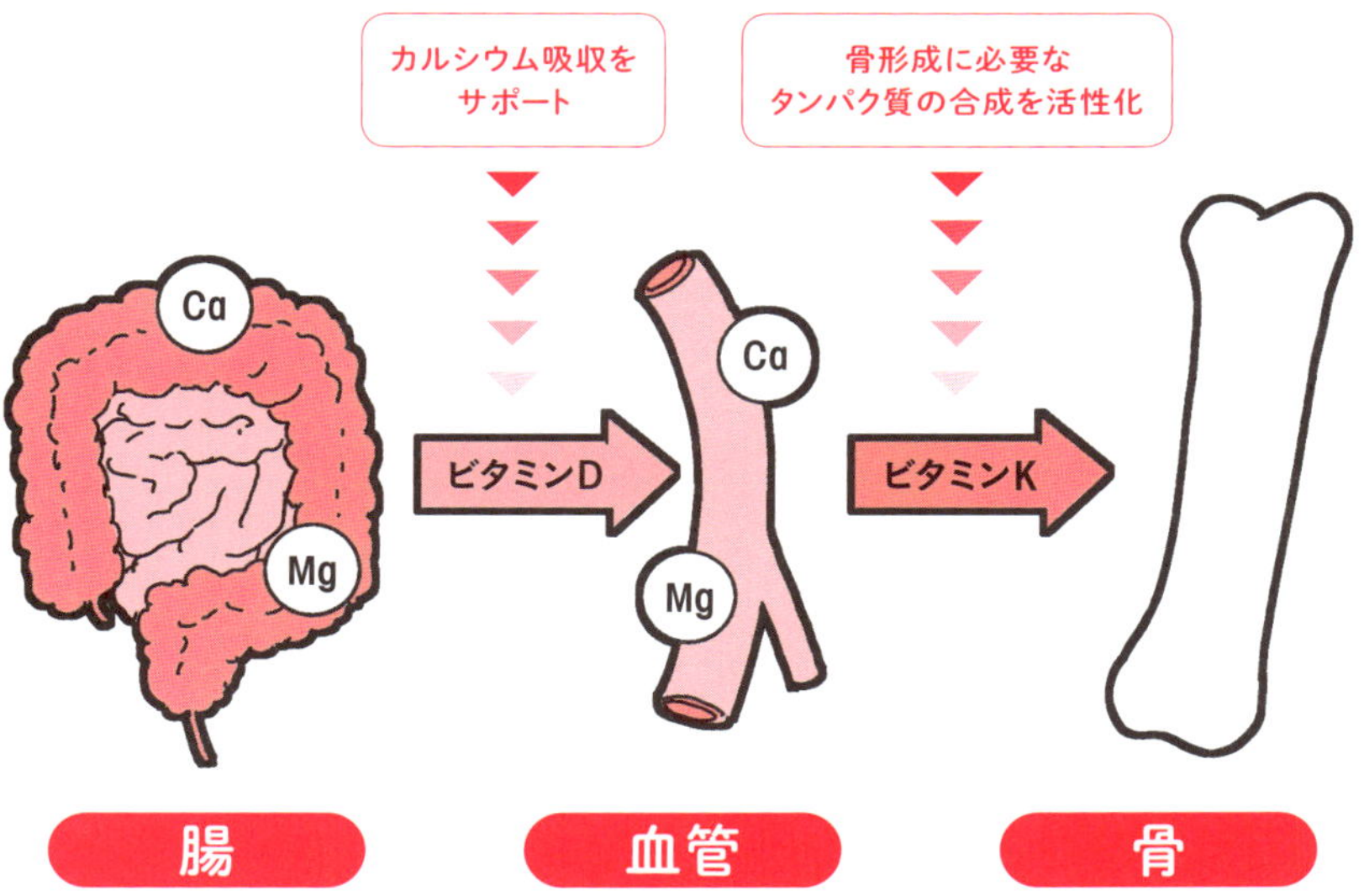

しらすチーズ納豆サラダで手軽に骨太レシピ!

納豆、しらす、チーズ、ネギや茹でほうれん草であえて、ごま油をたらせば、全部の栄養素が手軽にとれます。

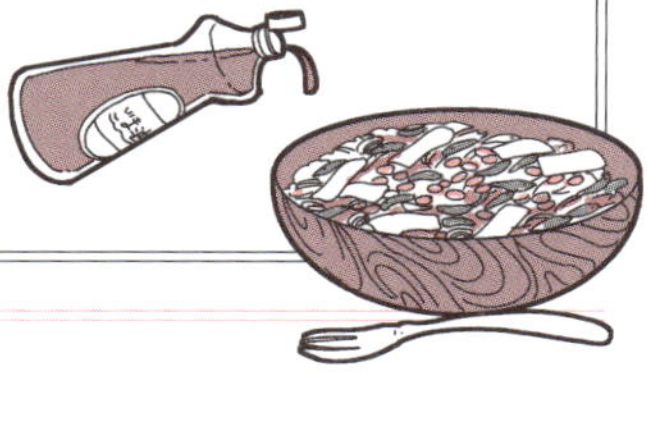

肉と魚を食べる

これまで肉をたくさん食べることが不健康であるかのようにいわれてきましたが、体の筋肉や血液をつくるためには、**毎日良質の肉や魚介類といった動物性タンパク質を多く食べる必要**があります。

特に加齢とともに、体の機能を整える血清アルブミンというタンパク質が減少する傾向にあります。厚生労働省の調査によると、70歳以上の5人に1人が新型栄養失調にあてはまります。これは、年をとるにつれて肉や卵などの動物性食品の摂取量が減ることも要因のひとつです。

動脈硬化や高コレステロール、腎臓病などの心配がなければ、**肉と魚は1対1の割合で毎日**とるとよいでしょう。肥満傾向の方は、脂肪の少ない赤身の肉を選んで食べるようにします。魚には、血栓を防ぐ不《ふ》飽《ほう》和《わ》脂《し》肪《ぼう》酸《さん》が多く含まれています。

肉と魚の栄養素

どちらもまんべんなく食べる！

肉の栄養素

- タンパク質：血肉をつくる
- ビタミンB1：疲労回復
- ビタミンA：美肌効果
- コラーゲン：肌の張り
- 鉄分：貧血予防

魚の栄養素

- タンパク質：血肉をつくる
- カルシウム：骨をつくる
- ビタミンD：カルシウムの吸収アップ
- タウリン：心筋梗塞予防
- EPA：成人病予防
- DHA：血栓予防

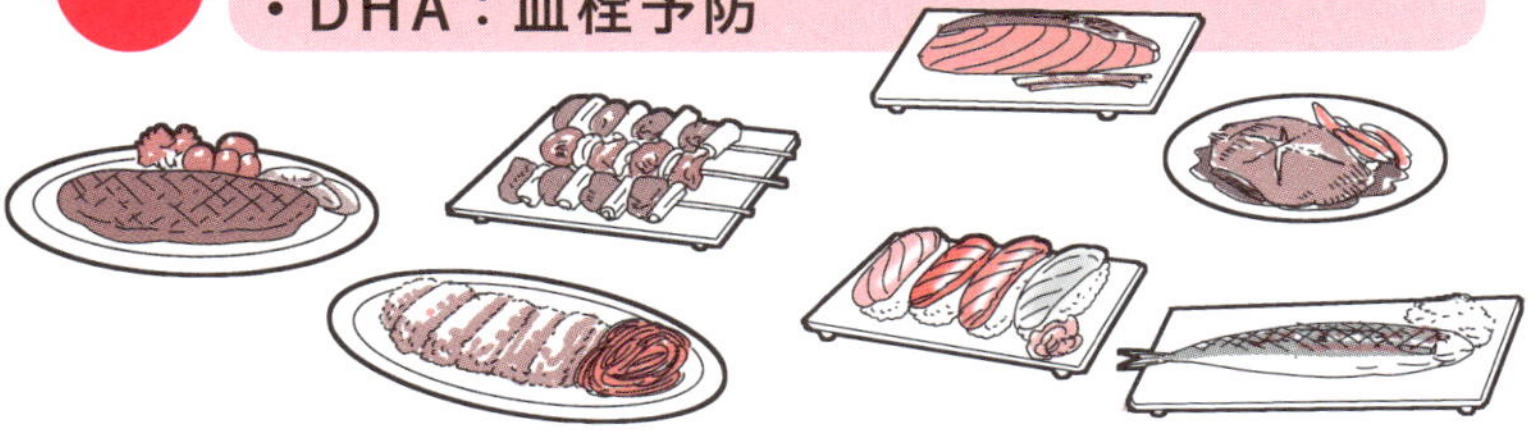

不飽和脂肪酸とは

野菜や魚の脂に多く含まれるもの。動脈硬化や血栓を防ぎ、血圧を下げるなど、生活習慣病の予防に役立つ働きをすることがわかっています。

サケ、アジ、ウナギ、ニシンを食べる

腸からのカルシウムの吸収を助ける**ビタミンDは、魚類やきのこ類**に多く含まれています。

ビタミンDは、体内で変化して、腸からのカルシウム吸収を助け、血液に入ったカルシウムを骨まで運ぶ働きがあります。また、骨をつくる骨《こつ》芽《が》細《さい》胞《ぼう》の働きを促進し、骨の形成を助けます。

サケ、アジ、ウナギ、ニシンなどの魚介類や卵黄、バターには、動物性のビタミンD3、きくらげやきのこには、植物性のビタミンD2が多く含まれています。日本人は、ビタミンDを主に魚介類からたくさんとっています。ビタミンDは、太陽を浴びると皮膚でもつくられますが、加齢とともに屋外での活動が減っていくと、食べものからビタミンDを積極的にとることが大切になります。

ビタミンDを多く含む食品

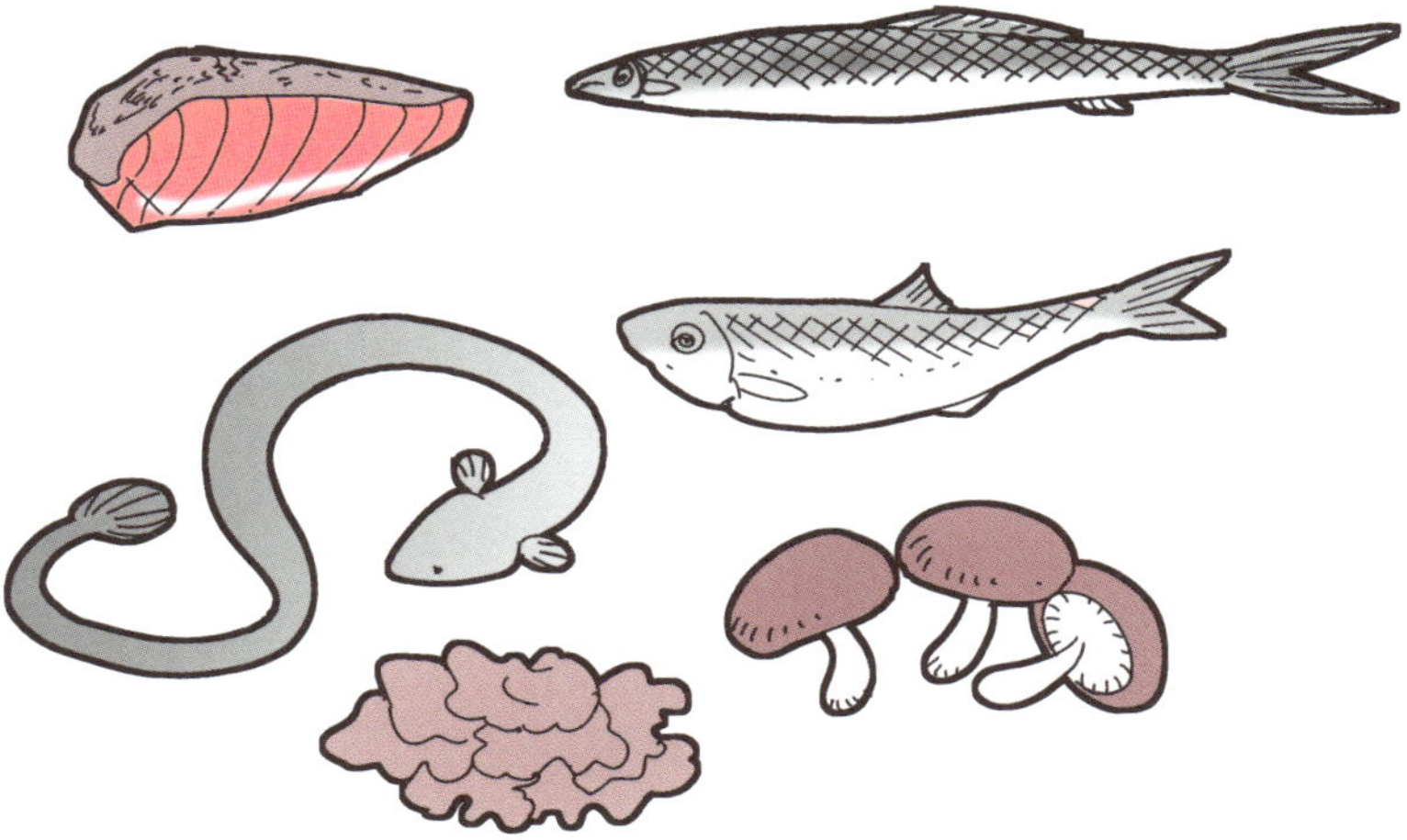

しらす干し、サケ、アジ、ウナギ、ニシン、サンマ
いくら、きくらげ、干ししいたけ…etc

ビタミンDは太陽を浴びると産生する!

ビタミンD生成のために、1日1回は太陽光を浴びたい

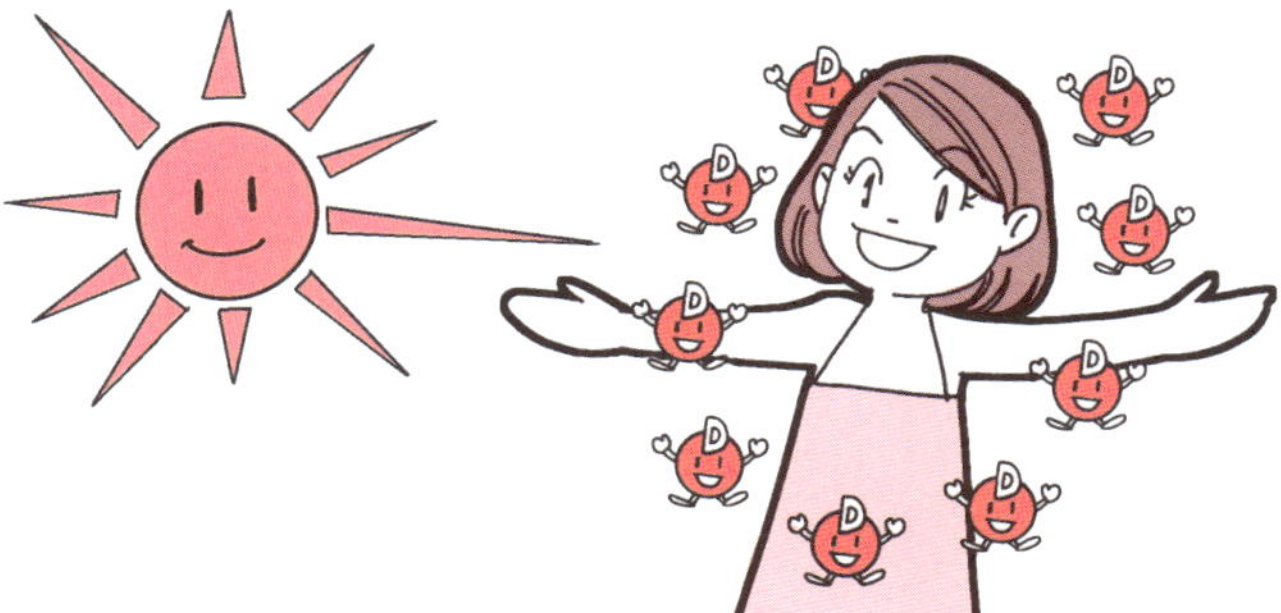

大豆製品を食べる

大豆は、「畑の肉」と呼ばれるほど、タンパク質やカルシウムが豊富な食品です。

大豆に含まれているイソフラボンは、女性ホルモンであるエストロゲンと同じように働きます。

イソフラボンは、骨からカルシウムを溶けださせる破骨細胞《はこつさいぼう》の働きをくいとめる役割のほかに、骨芽細胞《こつがさいぼう》に働きかけて、積極的に骨をつくる役割もあることが、最近の研究でわかってきました。

このように**イソフラボンは、骨を守り、骨をつくる、という重要なふたつの役割を担っている**のです。

また、アジやブリなどの魚介類やきのこ類と一緒に食べると、悪玉コレステロールを下げる効果が高まります。

イソフラボンを多く含む大豆製品

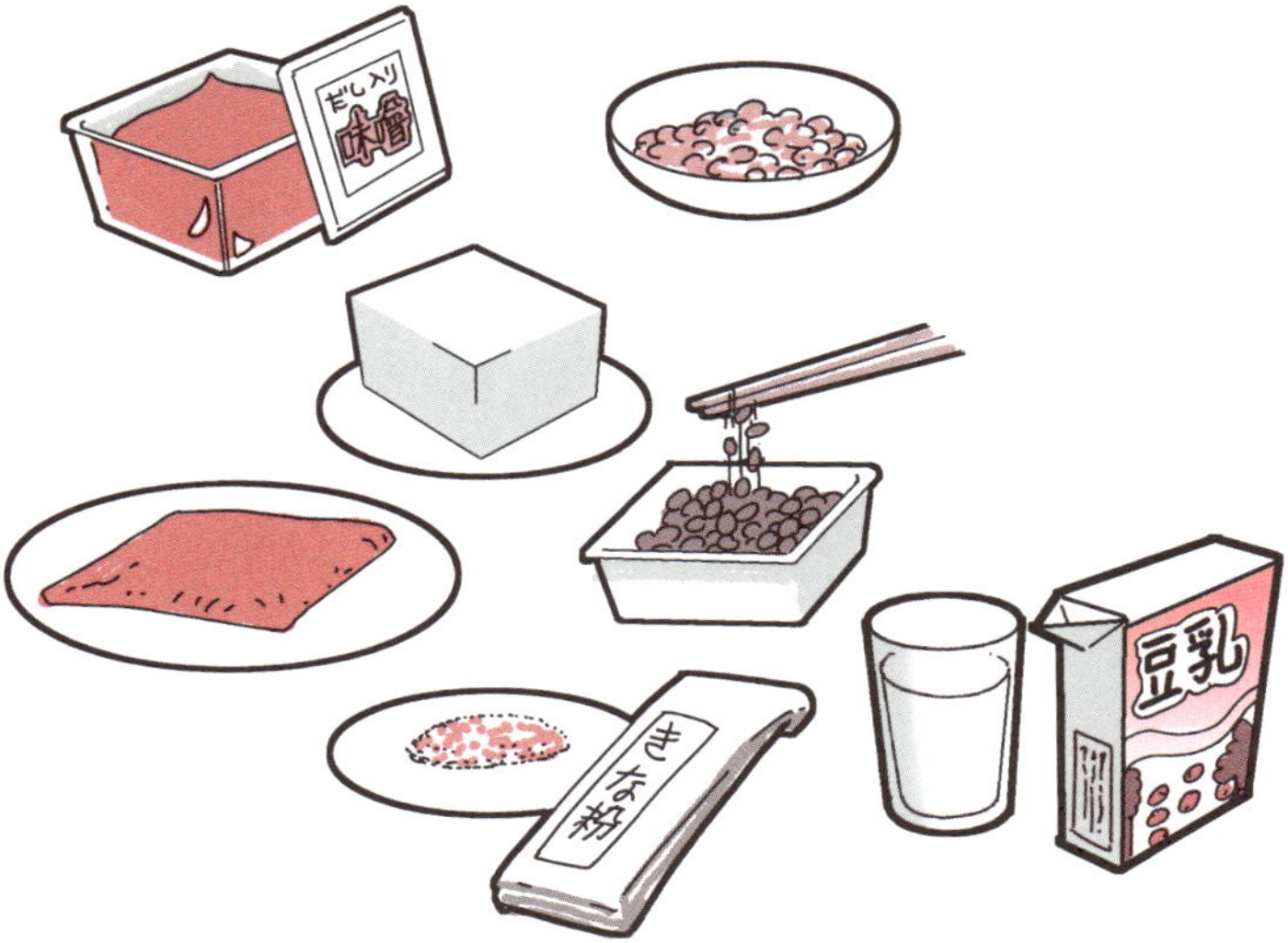

みそ、大豆、豆腐、
納豆、油揚げ、きな粉、豆乳…etc

大豆食品100グラム中の イソフラボン平均含有量

食品	含有量
大豆煮	72.1mg
納豆	73.5mg
豆乳	24.8mg
豆腐	20.3mg

食品	含有量
油揚げ	39.2mg
きな粉	266.2mg
みそ	49.7mg

※厚生労働省「大豆及びイソフラボンに関するQ&A」から

納豆、ほうれん草、ひじきを食べる

骨の形成を助けるビタミンKは、納豆、緑黄色野菜（ほうれん草、小松菜、ブロッコリーなど）、海藻類、お茶の葉などに多く含まれています。

特にビタミンKを多く含んでいるのは、納豆です。

ひきわり納豆１００グラムには、９３０マイクログラム※のビタミンK。納豆を食べると、腸の中でも納豆菌がビタミンKをつくりだすために、納豆の含有量以上のビタミンKをとることになります。

緑黄色野菜は、１日３５０グラムを目安に食べるようにすれば、生活習慣病予防にも効果的です。１日に食べる野菜の３分の１以上は緑黄色野菜でとるとよいでしょう。

なお、血液の抗凝固剤（ワーファリンなど）を飲んでいる人は、薬の効果を弱める作用があるので、納豆を避ける必要があります。注意してください。

※マイクログラム：100万分の1グラム。単位記は「μg」

ビタミンKを多く含む食品

納豆

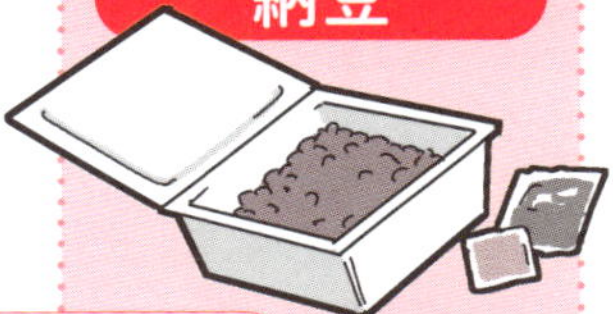

ビタミンK量は納豆がピカイチ!

ひきわり
納豆:930μg

海藻類

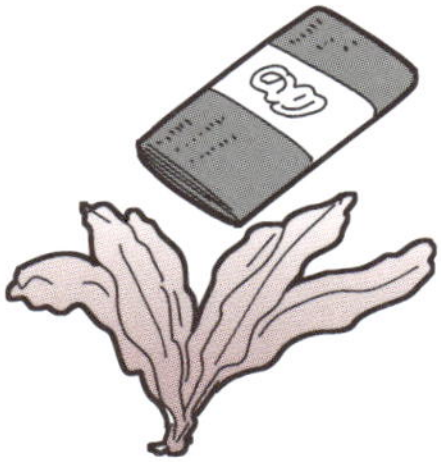

干し海苔:2600μg
干しわかめ:660μg
干し昆布:91 ～ 270μg
干しひじき:580μg

お茶の葉

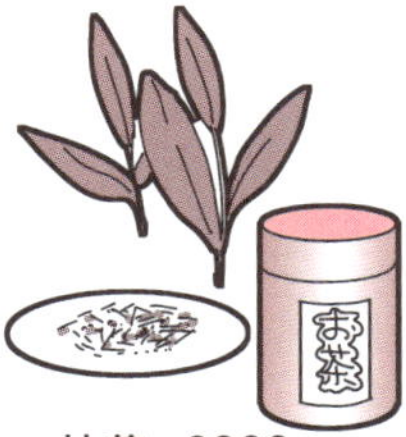

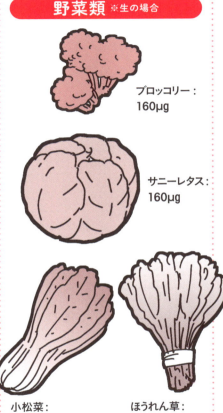

抹茶:2900μg

野菜類 ※生の場合

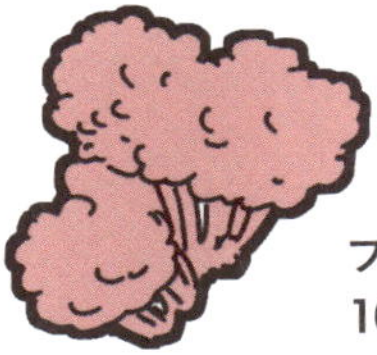

ブロッコリー:
160μg

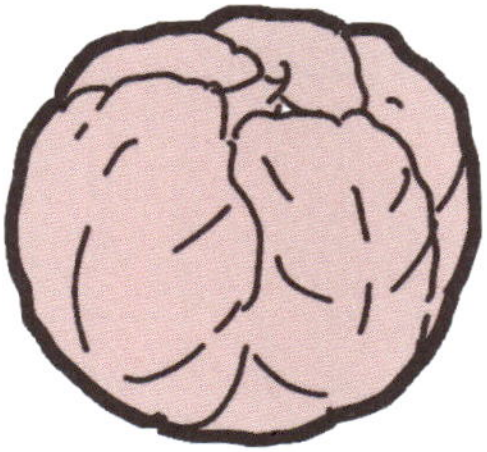

サニーレタス:
160μg

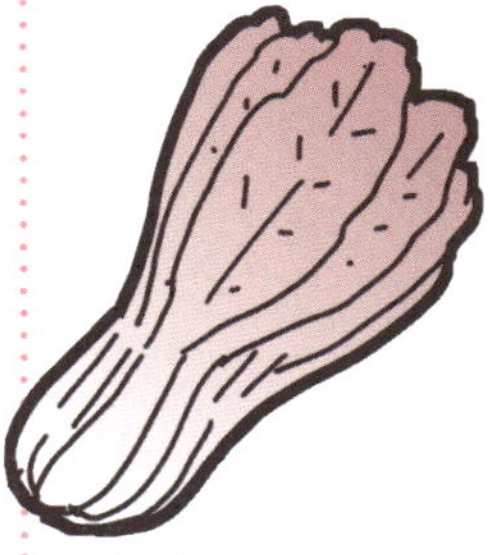

小松菜:
210μg

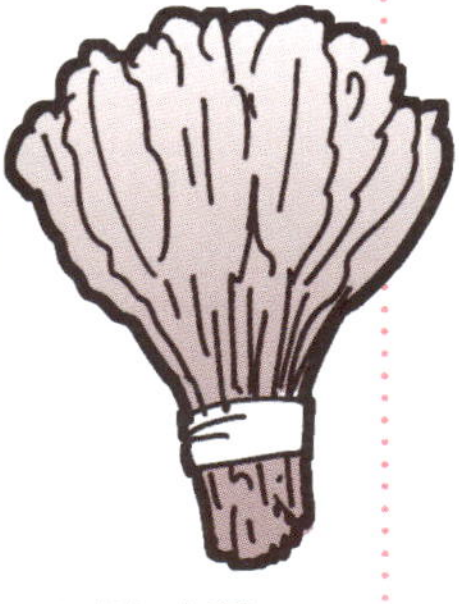

ほうれん草:
270μg

青じそ:690μg
あしたば:500μg
かぶの葉:340μg
大根の葉:270μg
パセリ:850μg
おかひじき:310μg
にら:180μg
なばな(和種):250μg

※すべて可食部100グラム中
※出典:日本食品標準成分表2015年版(七訂)より

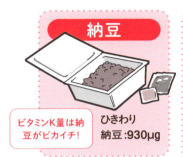

カシューナッツ、松の実、海苔、ゴマを食べる

カルシウムと同様に大切なミネラルが、マグネシウムです。

カルシウムは、動脈に働きかけて血圧をコントロールし、マグネシウムは動脈の石灰化を抑える働きをするなど、体を正常に保つために、**「兄弟ミネラル」としてお互いに深く作用**しあっています。

体内にあるマグネシウムの約60%が、カルシウム同様に骨の中にたくわえられています。体内のマグネシウム量が不足すると、カルシウムも一緒に骨から放出されるため、著しいマグネシウム不足は骨をもろくする可能性があります。また、心疾患や糖尿病などの生活習慣病のリスクが高まります。

マグネシウムは、ナッツ類、精白していない穀類、魚介、海藻などに多く含まれています。

カルシウムと「兄弟ミネラル」のマグネシウムを意識的にとる

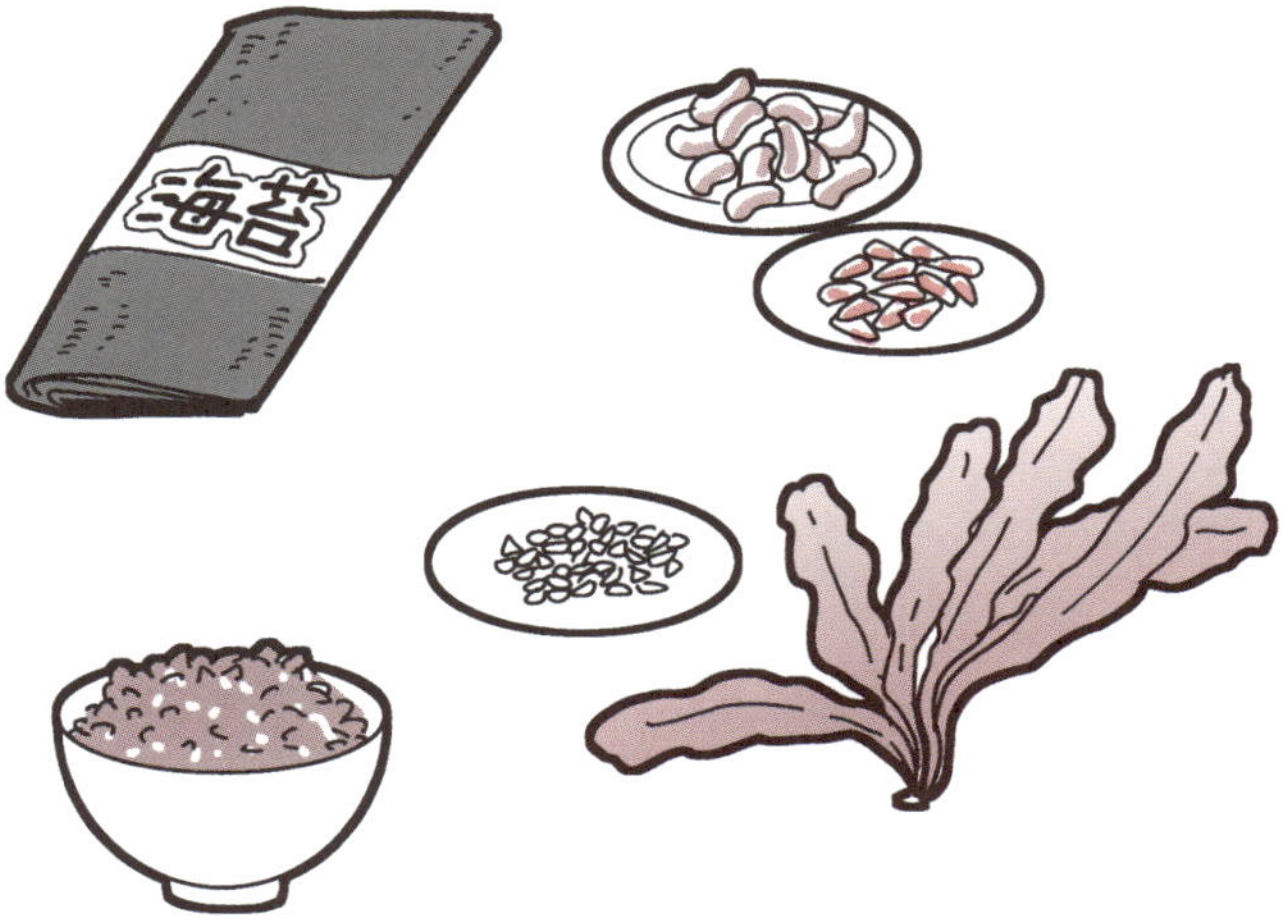

マグネシウムを多く含む食品

干し海苔、カシューナッツ、松の実、玄米
ゴマ、海藻…etc

カルシウムとマグネシウムはバランスが大事

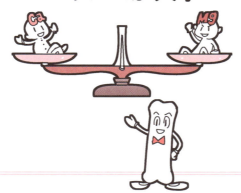

筋肉のために、1日1回肉と魚をバランスよくとる

118ページで紹介したように、つまずかないじょうぶな筋肉づくりには、ふだんから動物性のタンパク質である、肉と魚を食べるのが効果的です。ある調査では、100歳以上に長寿を保てた高齢者は肉や魚などのタンパク質をたくさん食べているという報告があります。**特に筋肉をつくるためには、肉と魚をそれぞれ1日1回は食べる**ように心がけてください。

高齢になると、脂肪の多い肉はたくさん食べられないという人が多いかもしれません。そういう方は、さっぱりとした鶏肉、脂肪の少ない豚または牛のヒレ肉など、肉の種類や部位えらびを工夫します。

魚は、焼き魚や刺身だけでなく、大豆製品や乳製品を調味料として組み合わせることで、カルシウムを増量して食べたいものです。

食べやすいお肉と魚料理のコツ

肉料理　やわらかくジューシーに

肉は、かたくぱさつかないようにレシピを工夫します。塩麹を使ってやわらかくした豚肉の生姜焼き、ふんわり肉団子のデミグラスソース煮込みなど、下ごしらえや素材との組み合わせ、多彩なソースを活用します。

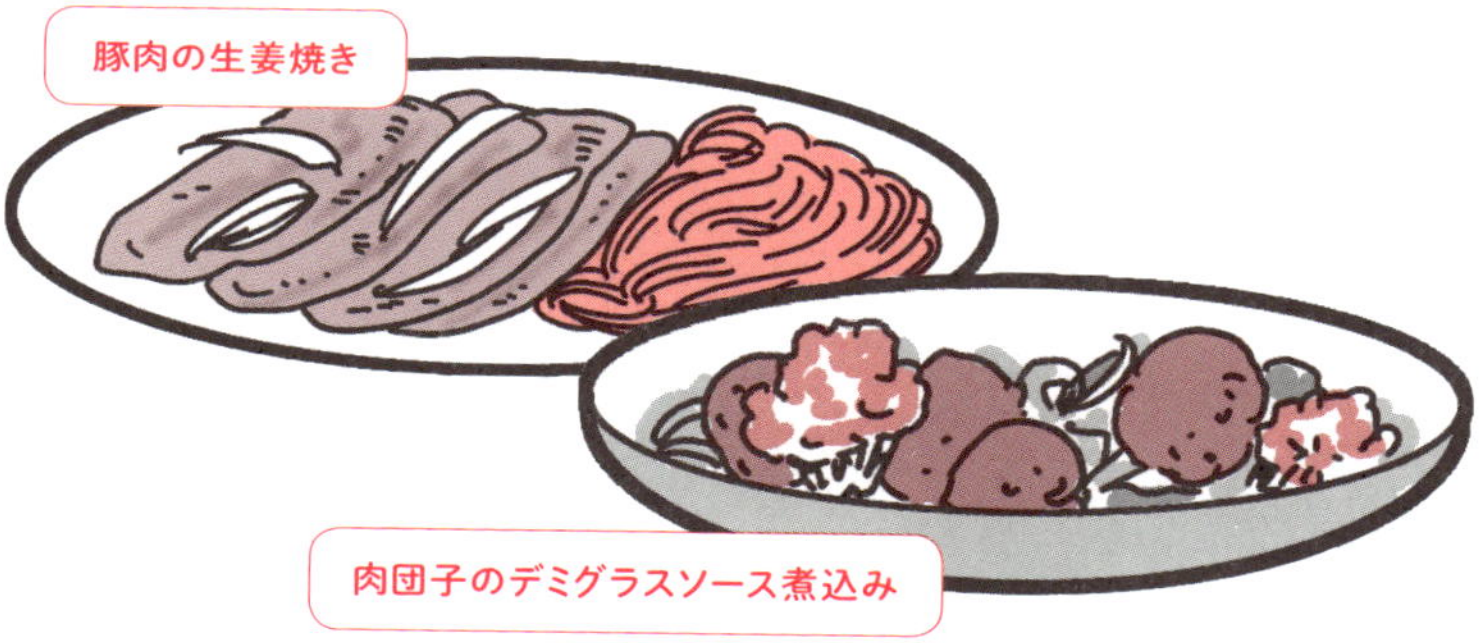
豚肉の生姜焼き
肉団子のデミグラスソース煮込み

魚料理　しっとりふんわりと

魚は、焼き過ぎるとパサパサします。サケの漬け焼きに野菜を添えたり、白身魚とチーズのグラタン風など、大豆製品や乳製品を調味料や材料として用いて、カルシウム量をさらにアップしてしっとり仕上げましょう。

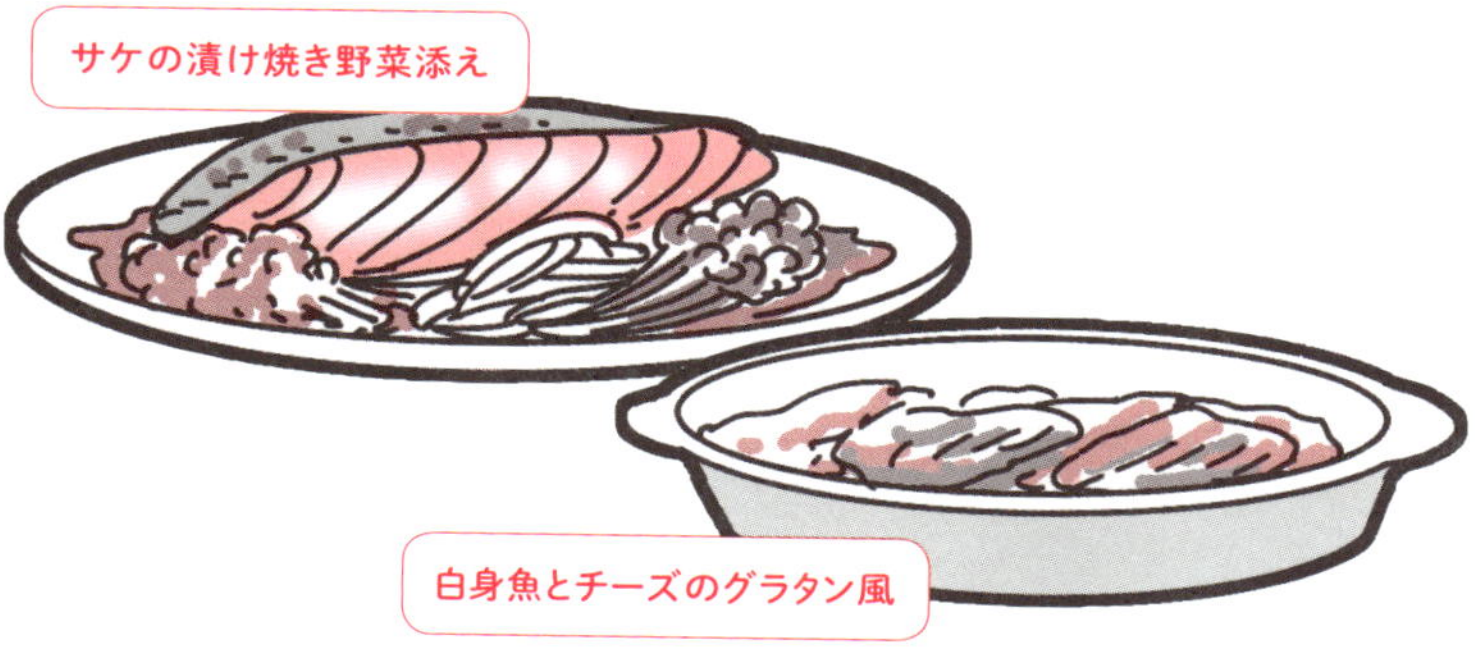
サケの漬け焼き野菜添え
白身魚とチーズのグラタン風

主菜を中心にした一汁三菜スタイル

骨や筋肉をつくるための食事といっても、カルシウムを一度に大量に食べても意味がありません。

体は、状態に応じて、カルシウムの吸収率をコントロールしています。健康を維持するための食生活は、何事もほどほどに、バランスよくいろいろな種類の食品を食べるのがベストです。

本章で紹介した、カルシウムと一緒にとると効果的に吸収、活用できる3つの栄養素＋オイルや、各食べものの栄養素を考えて、バラエティ豊かな食事を心がけましょう。

伝統的な和食の一汁三菜を基本とする食事スタイルは、バランスよく栄養をとるのに適しています。主菜（おかず）、主食（炭水化物）、副菜（野菜など）という構成で、和洋中問わず、健康的な献立を考えるようにしましょう。

一汁三菜のバランスで献立を考える

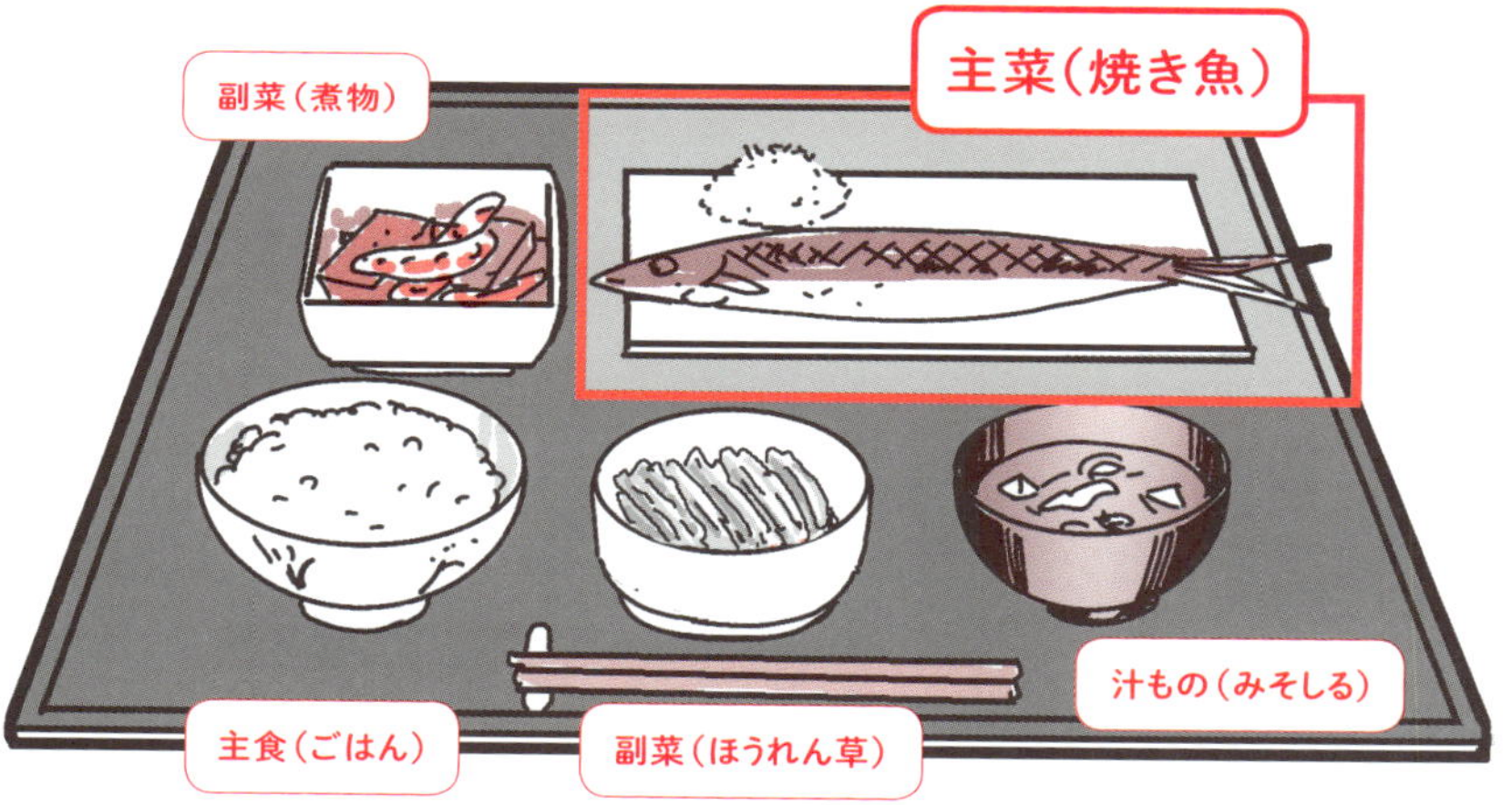

主菜（中心となるおかず）の献立例

- □ 良質な動物性および植物性タンパク質と脂質を中心に考える
- □ 1日3食中、肉料理と魚料理は各1食取り入れる

> 例）朝：卵、大豆
> 昼：肉（夜、肉または魚をとらない場合）
> 夜：魚（昼、肉または魚をとらない場合）

- □ 食塩と脂質の取り過ぎに注意する
- □ カロリーが気になる人は、蒸し料理など調理方法を工夫する

主食

体を動かすエネルギー源

炭水化物は、三大栄養素（タンパク質、脂質）のひとつです。三大栄養素は、人間が命を維持し、体を動かすのに欠かせない大切なエネルギー源です。

骨や筋肉をつくるためには、体を動かす運動が欠かせません。しっかりと主食の炭水化物をとっておかないと、「つまずかないトレーニング」も毎日できません。無理して、糖質オフなどの極端なダイエットはやめましょう。

カロリーが気になる方は、年齢、運動量、ライフスタイルにあった一日の摂取カロリー量を把握して、十分な主食をとるようにしましょう。

主食は、米、パン、麺類の種類によってもカロリーが変わってきます。また、カルシウムを取り入れた、玄米、雑穀、サクラエビ入りチャーハンなど、さまざまなレシピのバリエーションを考えてみましょう。

カルシウムたっぷりな主食

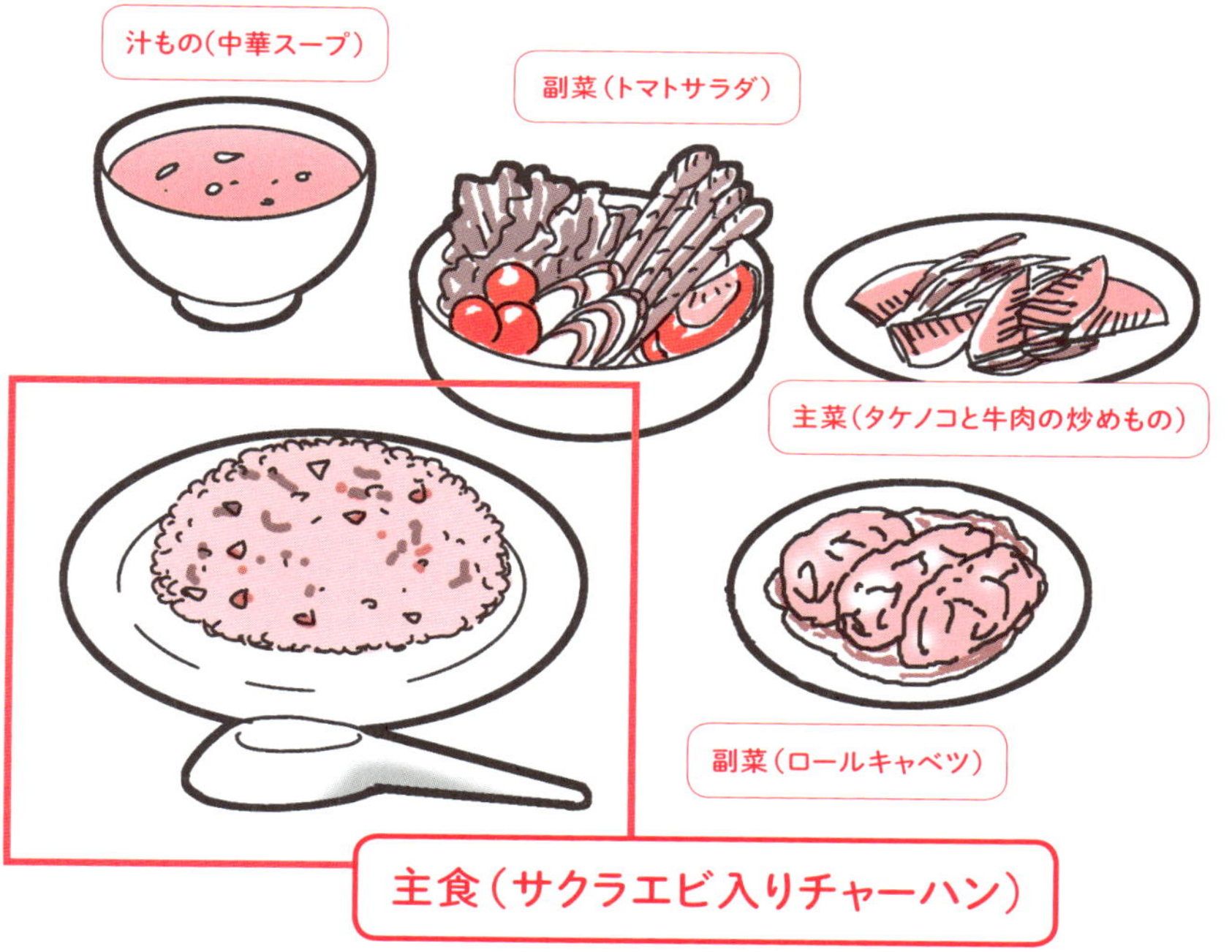

主食（穀類）の献立例

- □ 米、パン、麺類などの穀類が主体
- □ 炭水化物によるエネルギー源
- □ 白米でなくても、玄米、サクラエビ入りチャーハン、ゴマ豆乳つけ麺など、穀類＋カルシウムレシピを工夫する

副菜

体調を整えたり、骨や血液をつくる

一汁三菜の残り二品の**副菜で、主菜や主食で不足している栄養素を積極的にとる**ようにします。**ビタミン、ミネラル、食物繊維の多い野菜、芋類、豆類、きのこ類、海藻などは、体の調子を整えたり、骨や血液をつくる手伝い**をします。副菜に食物繊維を多めにすると、総カロリーを抑えるのにも役立ちます。副菜にする野菜は、生食よりも、加熱した煮物などの方がたくさんの量を食べられます。

また、栄養バランスのよい一汁三菜を、一日三食きちんと食べることで、暴飲暴食を防ぎ、正しい食生活のリズムをつくることができます。カルシウムをはじめとした3つの栄養素＋オイル（116ページ）を意識的に取り入れながら、つまずかない、転ばないための健康的な食生活を続けましょう。

副菜でビタミンやミネラルを!

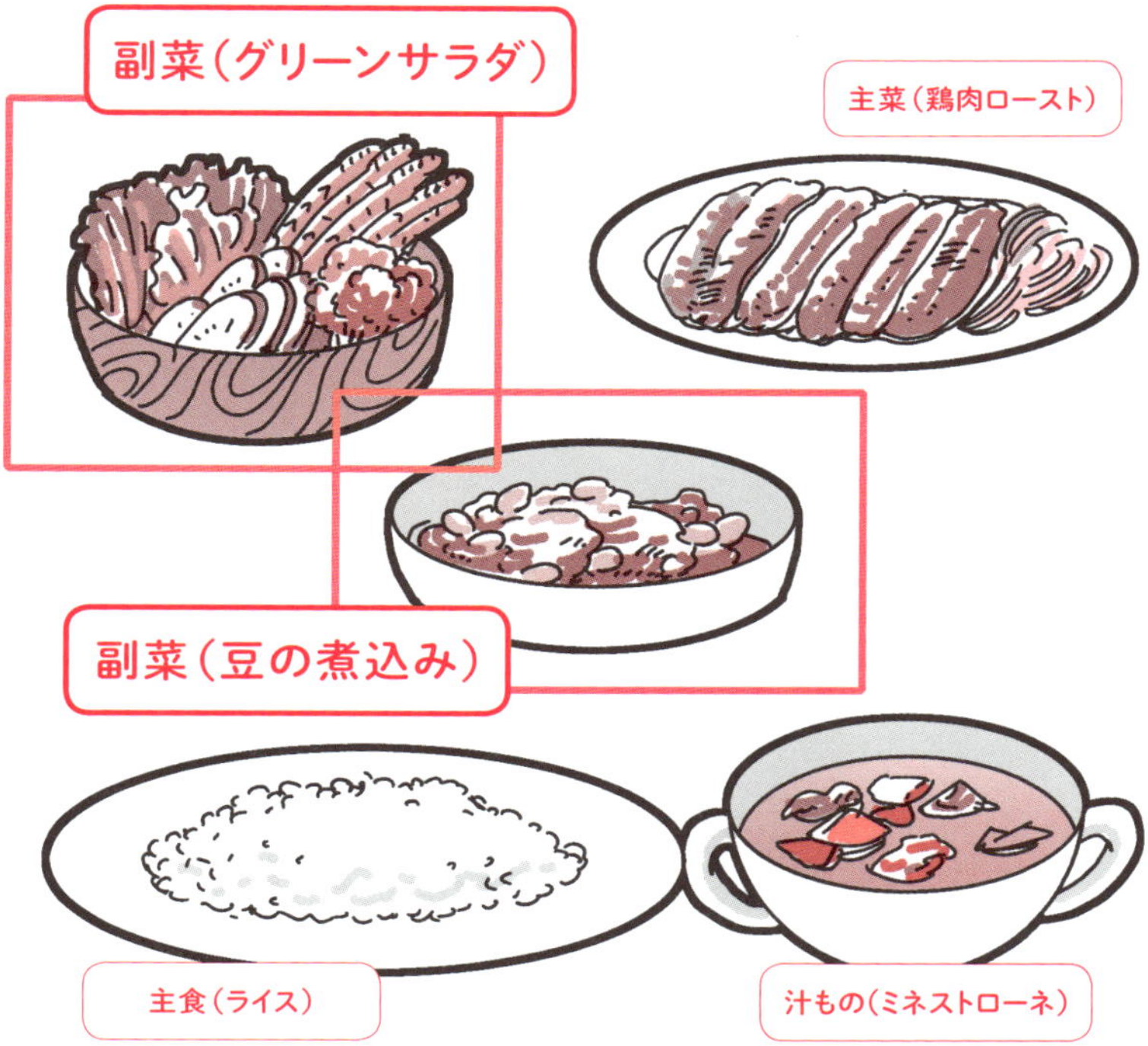

副菜（主に野菜2品）の献立例

□ 主食や主菜で不足している、ビタミン、ミネラル、食物繊維をとるようにする

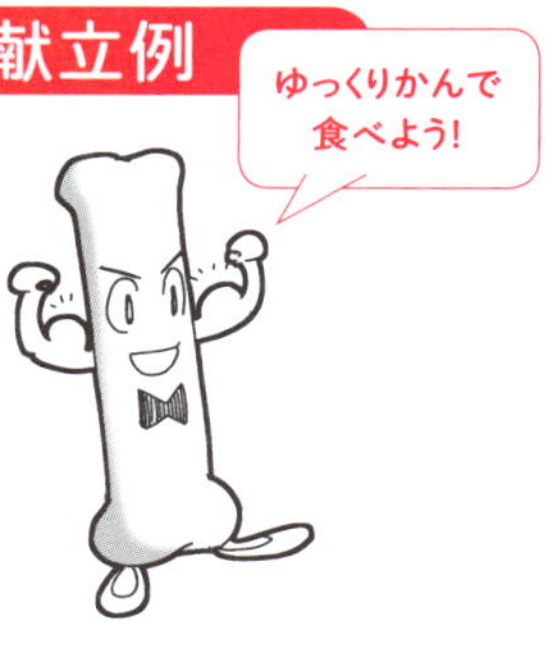

骨や歯を形成する乳製品

骨《こつ》粗《そ》鬆《しょう》症《しょう》の患者さんは、歯の数が少ない傾向にあり、乳製品の摂取は、歯周病の予防にも効果があることが、最近の研究でわかっています。

骨や歯を形成する**カルシウムの吸収効率が最も高いのは、牛乳やチーズなどの乳製品**です。

特に**牛乳コップ1杯（２００ミリリットル）に含まれるカルシウムは約２２０ミリグラム。**タンパク質、脂質、炭水化物、カルシウムがまんべんなく含まれている牛乳は、最もてっとりばやくカルシウムがとれる食べものです。日本人に多い、牛乳を飲むと下痢する乳糖《にゅうとう》不《ふ》耐症《たいしょう》の人は、牛乳を温めて飲んだり紅茶やコーヒーと混ぜて飲んだりするとよいでしょう。どうしてもだめという方は、プロセスチーズや、カロリーの低いカッテージチーズを食べましょう。

カルシウム吸収効率が高い乳製品

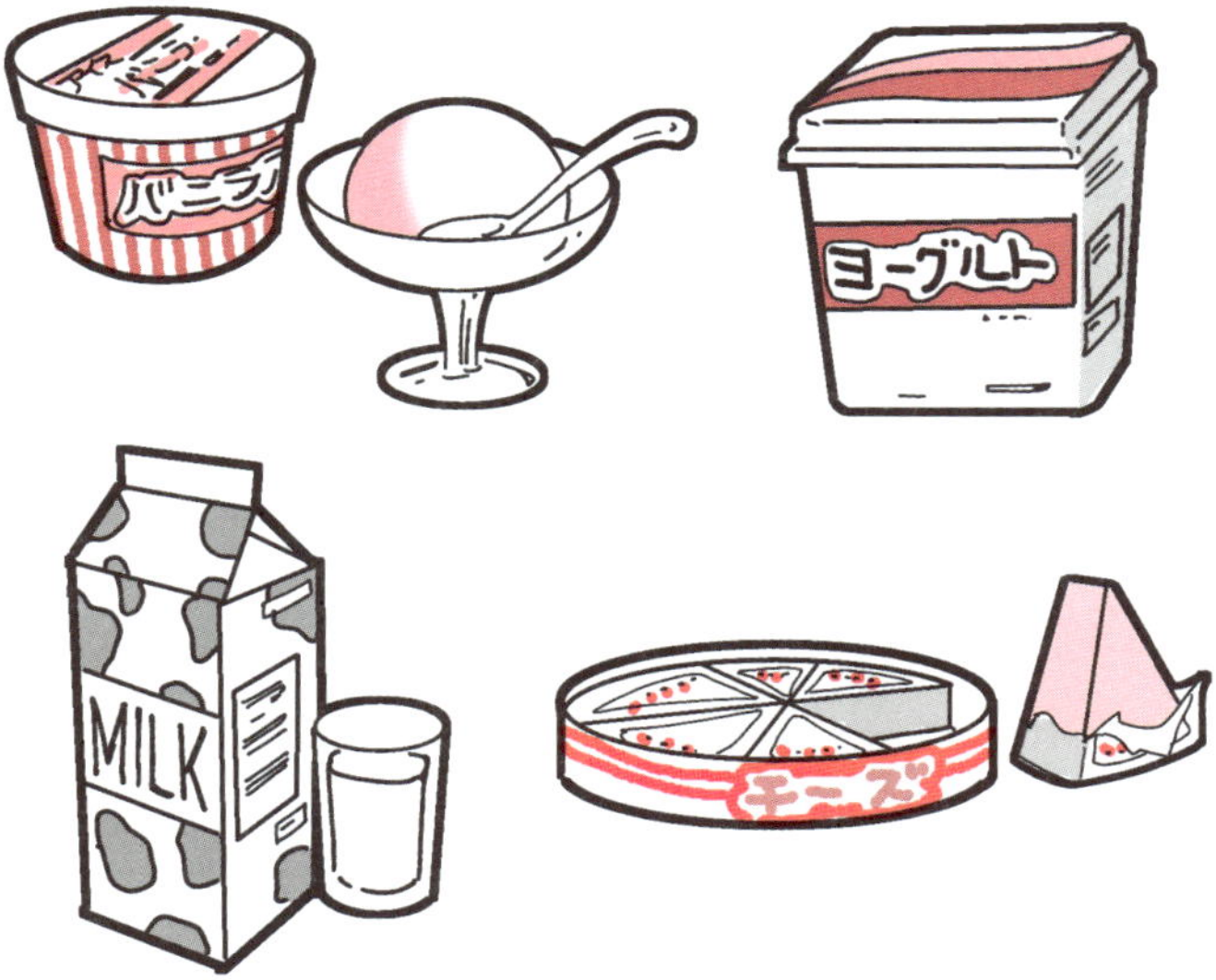

乳製品100グラム中に含まれるカルシウム量

食品	含有量
アイスクリーム（普通脂肪）	140mg
ヨーグルト	120mg
牛乳	110mg
スキムミルク	1100mg
プロセスチーズ	630mg

※すべて可食部100グラム中　※出典：日本食品標準成分表2015年版（七訂）より

疲労回復に役立つくだもの

くだものは、各種ビタミンが含まれ、ナトリウムの排泄を促進するカリウム、過剰なカロリーの排出を促進する食物繊維などが豊富な食べものです。

疲労回復に役立つのはビタミンB群を多く含む、くり、柑橘類、バナナ、キウイ。**抗酸化作用があって鉄分の吸収を促進するビタミンC**は、柿、いちご、くり、柑橘類。**視力を正常に保つビタミンA**は、すいか、みかん、びわ、柿。**老化防止に効果があるビタミンE**は、キウイ、もも、すもも、さくらんぼなどです。

また、くだものは、生活習慣病を予防する効果が高いため、**1日に200グラムを目安**にとるとよいでしょう。

同じ重さのお菓子とくらべても、くだもののエネルギー量は約10分の1。おやつ代わりに食べるようにすれば、太り過ぎ防止にもなります。

毎日くだもの200グラム運動

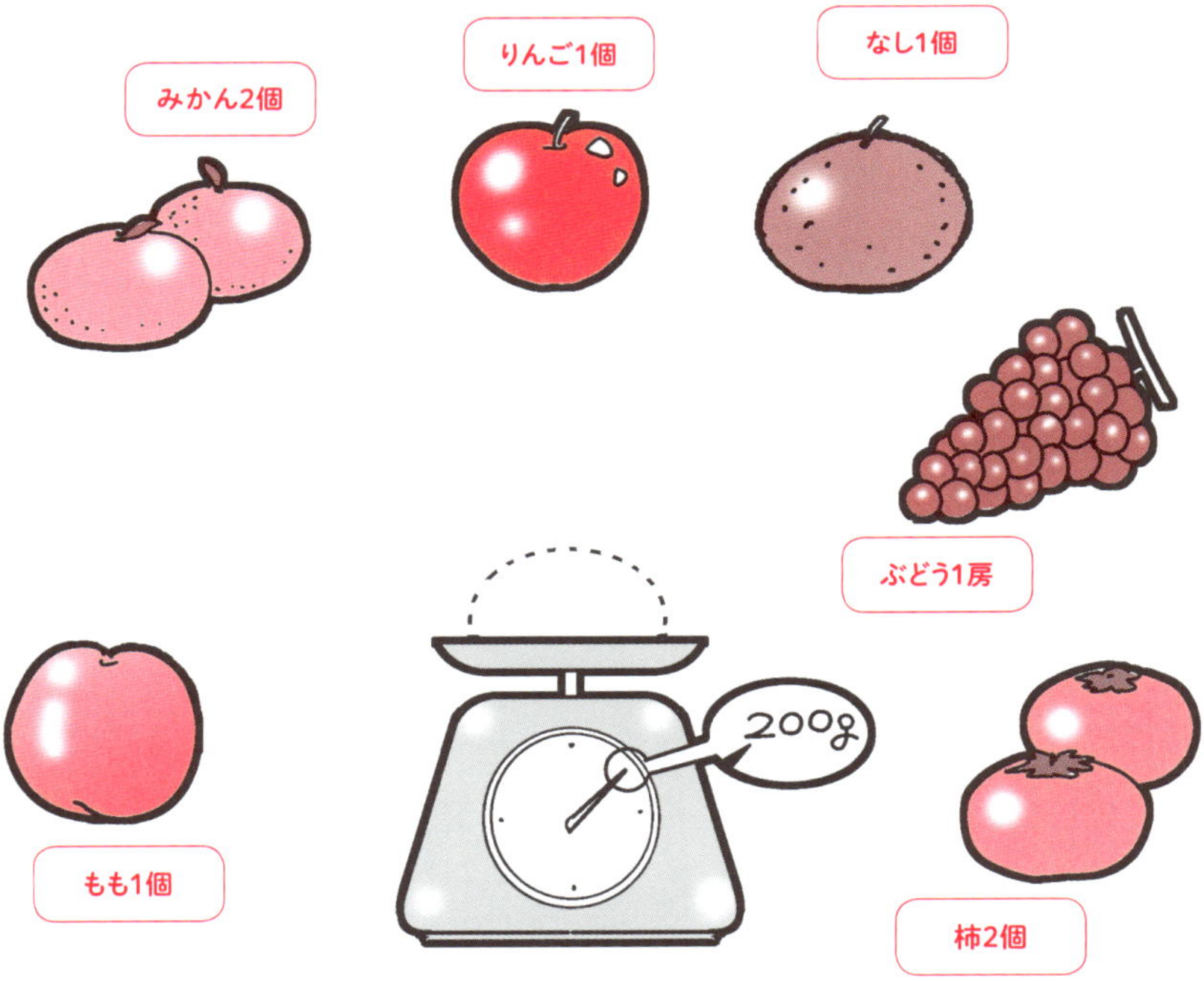

※農林水産省「毎日くだもの200グラム運動」より

さまざまな生活習慣病に対して
予防効果が高いくだもの
くだものは、1日200グラムを目安に
食べるようにしましょう

COLUMN 6

「體《からだ》」は、骨の豊かさを表す

「体」の旧字体は、「骨」と「豊」という漢字が組み合わさって「體《からだ》」と書きます。昔から、体にとって骨の豊かさが重要と考えられていた証拠です。

骨は、10歳代の成長期から20歳をピークにして、40歳から1歳ごとに約1%の割合でカルシウムが骨から減っていきます。歳をとってから骨のカルシウムを増やすことはできないとあきらめている方がいますが、栄養、運動、日光浴などを心がけることで、何歳からでも、骨づくりはできます。文字通り「豊かな骨の體」を目差してコツコツ骨貯金をがんばりましょう。

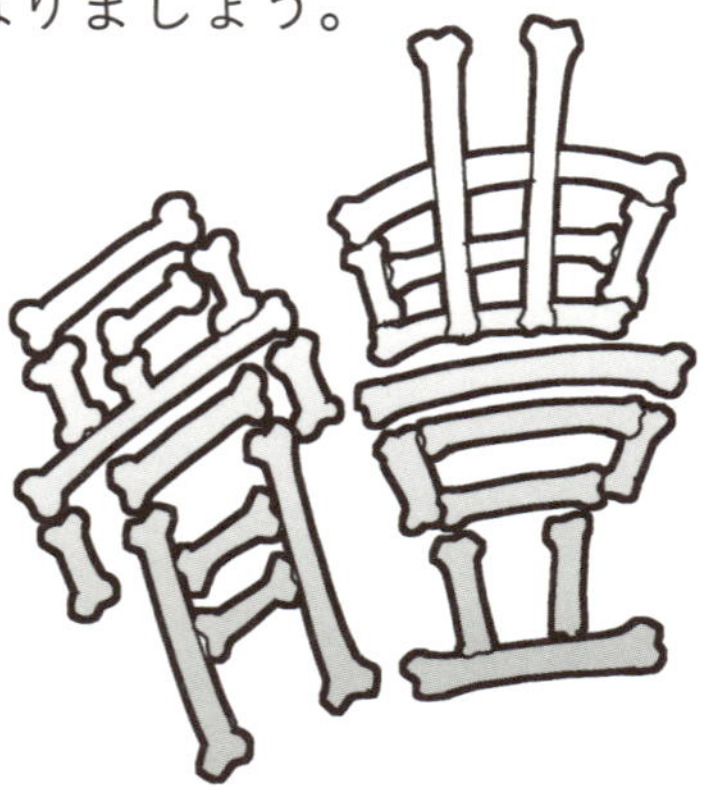

第6章

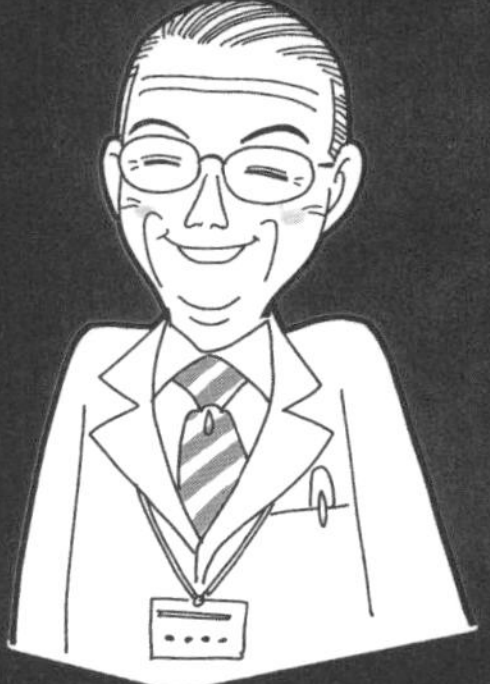

80歳現役！
10万人の患者さんを診てきた林先生に学ぶ、つまずかない生活習慣

長年「骨の健康」の重要性を提唱してきた、
本書監修の林泰史先生。
これまでに10万人の患者さんを診てきた
80歳現役の林先生の健康な生活には、
つまずかない生活のお手本にしたいヒントが
いっぱい詰まっています。

林先生の日常には〝つまずかない〟ヒントがいっぱい

林先生は、現在80歳。その毎日は忙しくアクティブです。

毎朝4時半に起床し、朝の筋トレと朝食、朝の仕事。7時30分には勤務するリハビリテーション病院に到着。病院での勤務を終えると帰宅して、18時半には夕食。21時には就寝するのが基本です。20歳代からの30年間の激務を経て、ここ5年ほどでこの生活スタイルに落ちついたそうです。規則正しい生活の合間には、筋トレや歩くことを心がけ、意識的に運動が組み込まれています。

「もちろんジムに通うのもよいと思いますが、**毎日の生活の中で小さな運動をコツコツ積み重ねていくことも効果的**ですよ」という林先生。病院の中でもひときわ姿勢正しく、てきぱきとした足取りです。林先生がふだんから実践している〝つまずかない〟ための運動習慣や食生活の詳細をみていきましょう。

規則正しい生活と食事、運動の積み重ねが基本

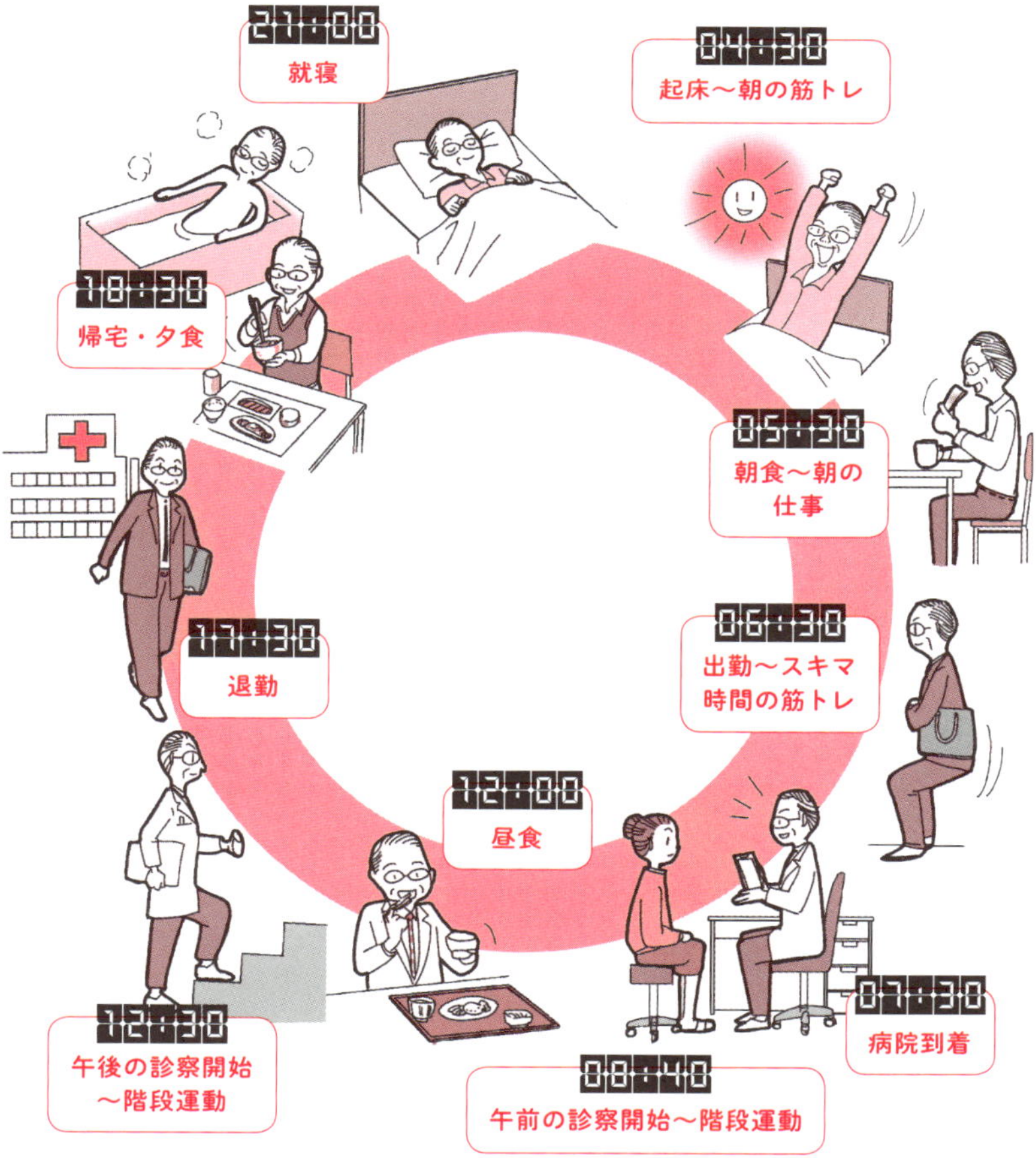

筋トレは毎朝の日課にすると長続きできます。林先生は、仕事で疲れているので帰宅後の夜間には運動をしないことに決めています。自分のライフスタイルにあわせて考えましょう。

朝の筋トレ5分80回を毎日続ける

林先生の毎日の起床時間は4時半。目覚めたら体をほぐして、そのままベッドで筋トレを合計80回行うのが毎朝の日課です。

筋トレの内容は、**①腹筋トレーニング20回、②足首と足のつま先を反らす運動20回、③足を大の字に開いたり閉じたりして腹筋20回、④最後は両足を伸ばして上げる「くの字」腹筋を20回。**あとは、関節のストレッチをしておしまいです。

筋トレにプラスして、深く息を吸って、**腰まわりの腹横筋《ふくおうきん》を鍛えるドローイン呼吸法**（110ページ）を行っています。

毎朝の日課になっているからでしょうが、80回の筋トレにかかる時間は5分余り。終わったらベッドメイキングをして、朝の目覚めの習慣にしてしまうことで、長続きしやすくなっているそうです。

朝の筋トレ80回+ドローイン呼吸法

4つの筋トレごとに、使う筋肉を意識しながらやってみましょう。

① 腹筋トレーニング

20回

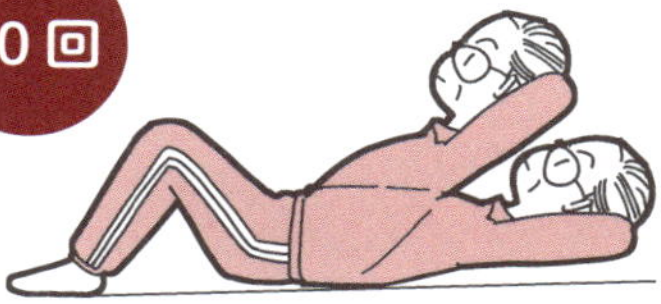

② 足首と足のつま先を反らす運動

20回

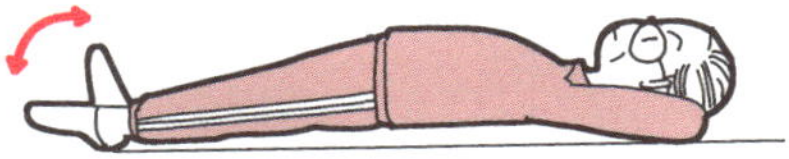

③ 足を大の字に開いたり閉じたりして腹筋

20回

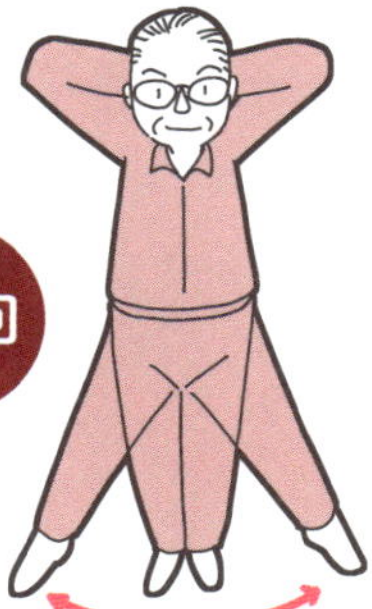

④ 最後は両足を伸ばして上げる「くの字」腹筋

20回

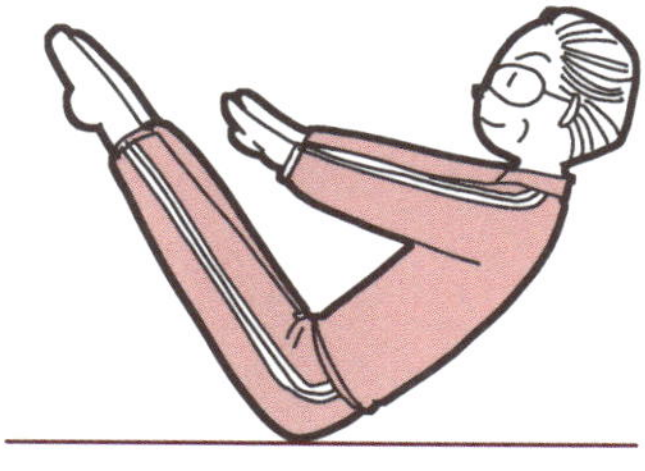

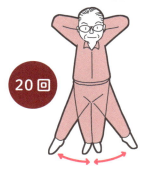

ドローイン呼吸法（110ページ参照）

腰まわりの腹横筋を鍛えられるので、腰痛予防にも効果的！

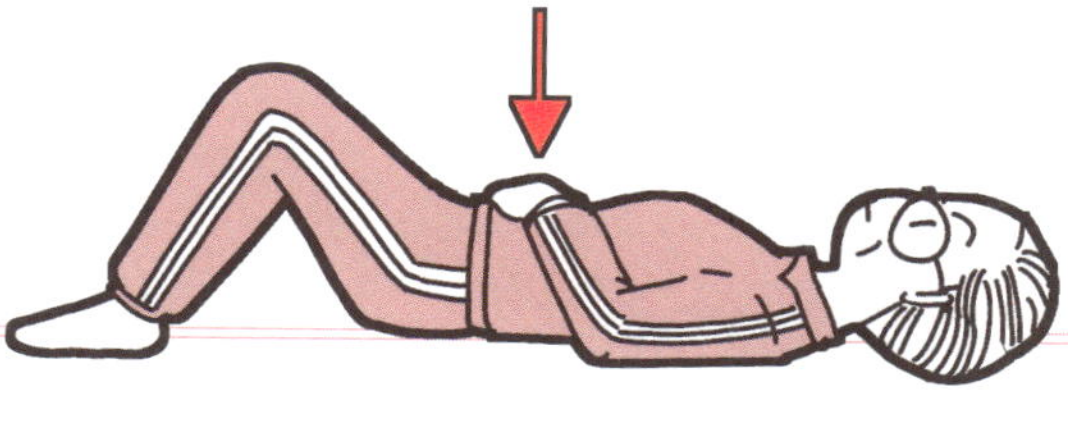

通勤のスキマ時間も筋トレタイム

病院までの通勤で電車やバスを待っているわずかな時間も、小さな運動タイムに使っています。

ひざへの負担が少ない4分の1だけひざを曲げたスクワットや、まわりに人がいないときは後ろ足上げなど、スキマ時間も意外と筋トレタイムに活用できます。

スマホを見ながら電車やバスを待っている人が多いですが、**スキマ時間に小さな運動をするように習慣づける方が、体のためにもよい**です。通勤時間は、格好のトレーニングタイムです。

林先生は、駅や勤務先への道のりでも、階段や坂道を率先して選ぶようにしています。階段やメリハリのある坂道は、体勢を持ち直したり、危ないものを避けたり、無意識にさまざまな動作を行って筋肉を使うので、「つまずかないトレーニング」には最適です。

通勤時間は
格好のトレーニングタイム

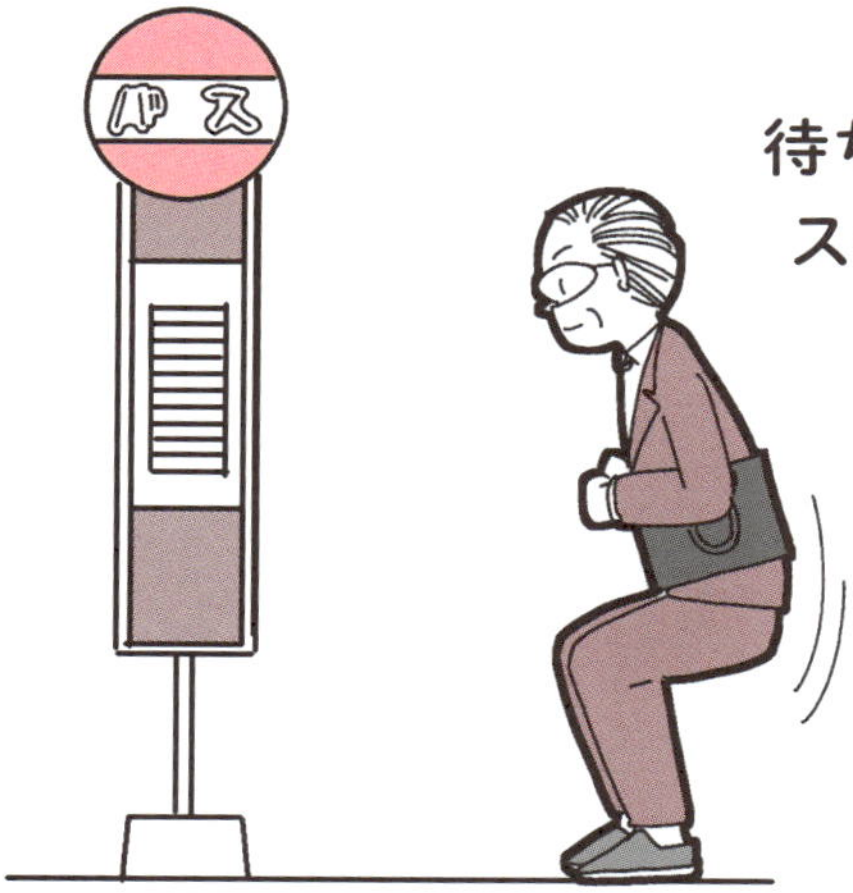

待ち時間に
スクワット

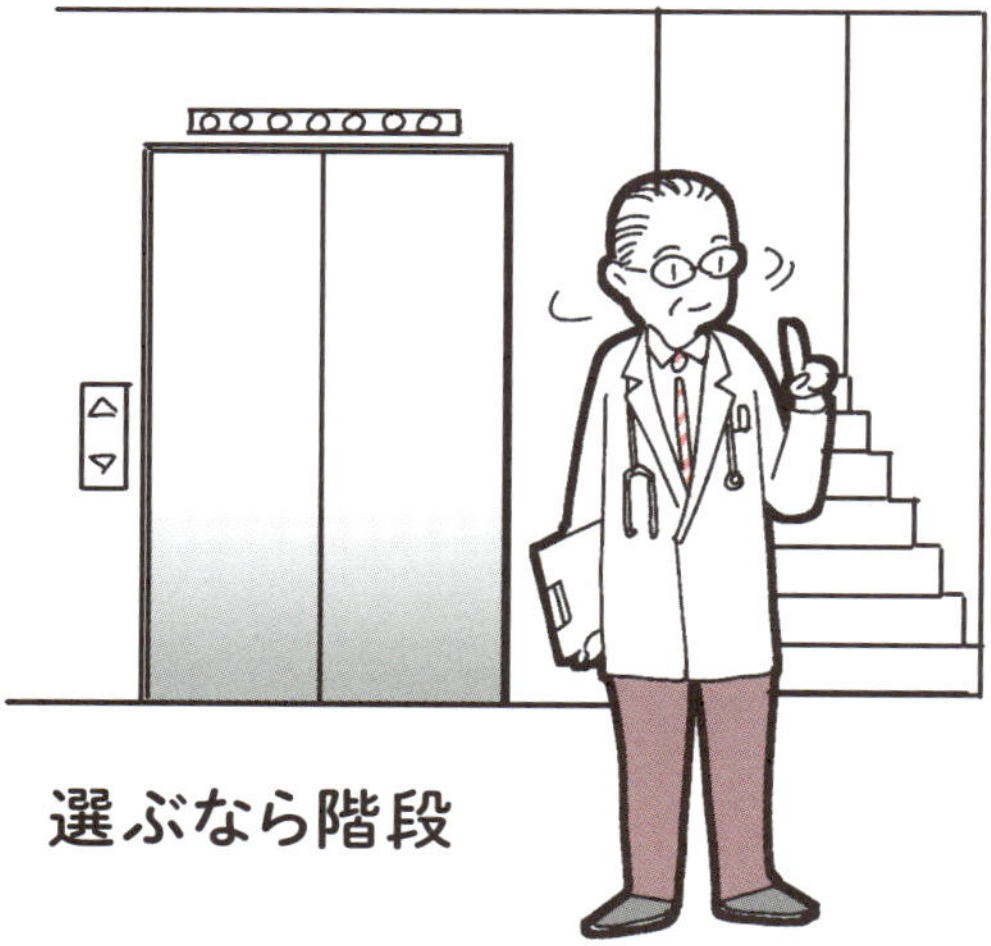

選ぶなら階段

仕事中は階段で上下移動

現在勤務する病院は、11階建てのビルです。他の職員と話をする際には、そのフロアに出向いて直接会って話をするように心がけているので、院内電話を使うのは1年に数回ほど。急用でない限り、**フロア移動にはエレベーターではなく、意識的に階段を使います。**階段は、上るときよりも下りるときの方が負荷が高くなります。加齢による筋力や視力の衰えから、階段の上り下りのスピードはだんだん落ちていきますが、毎日階段を使っていると、筋力が維持できます。足腰がおぼつかない方は、下りるときの方が危ないので、手すりを使う方がよいでしょう。

休日の朝は、近所を散歩して40分ほどウォーキングをします。自宅の近くの急な傾斜の坂道も格好のトレーニング場です。早朝から行動して体を使うようにしていると、自然と夜9時には眠くなりますし、よいことばかりです。

院内ではこまめに自分から出向く

院内では職員に用があるときも、患者さんのいるリハビリ室にも、自分からこまめに出向くようにしています。

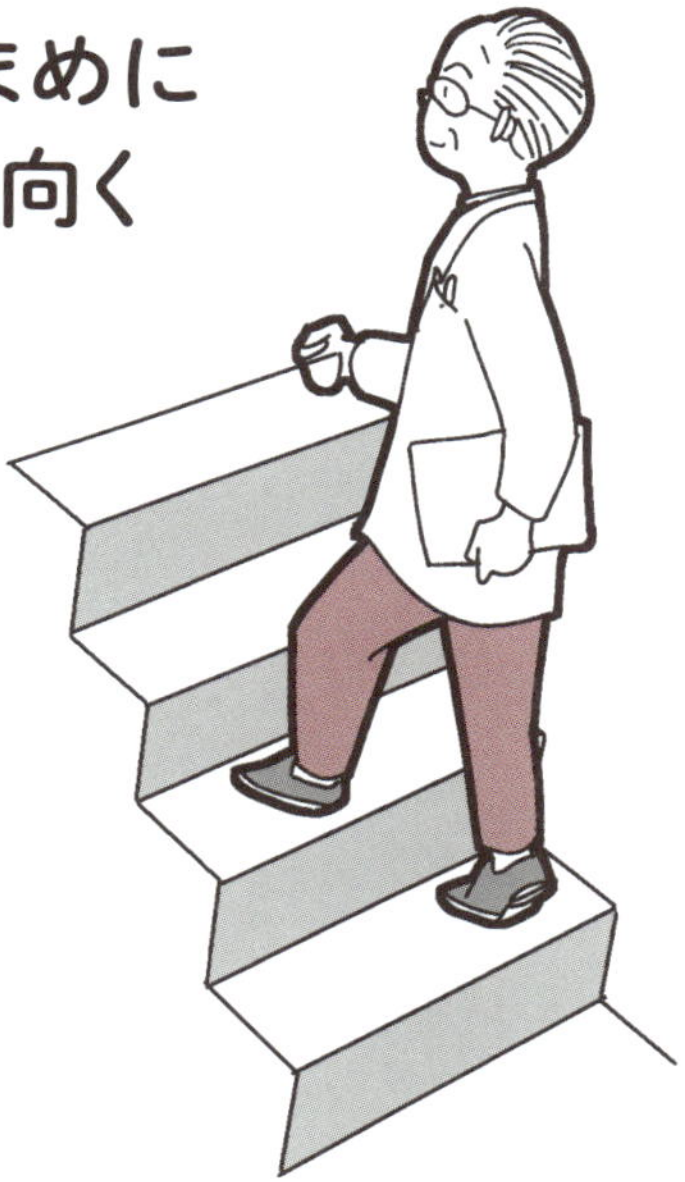

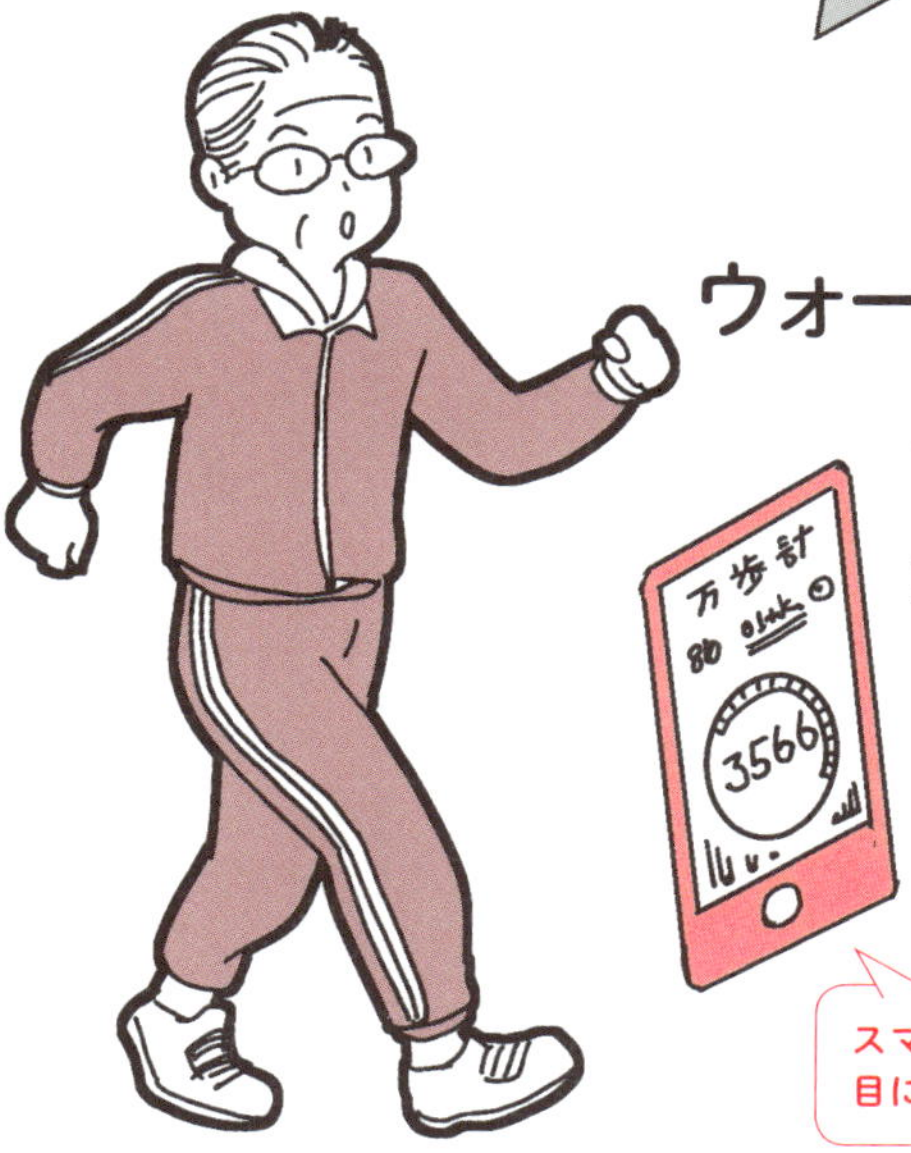

ご近所ウォーキング40分

スマホの万歩計でふだんから1日1万歩以上毎月30万歩以上歩いています。

スマホの万歩計をつけると目に見える目標ができます

手づくりランチを持参！　骨太食生活

食事は、健康な生活の基盤です。林先生は、じょうぶな骨と筋肉づくりのためにも、肉と魚をバランスよく食べるようにしています。シニアはタンパク質不足に陥りやすいので、**肉と魚をそれぞれ1日1回ずつとる**ことを目安にするとバランスがよくなります。

林先生の場合は、朝食と昼食が軽め、夕食が重めのバランスですが、これは人によって異なるでしょう。朝食と夕食は林先生の奥様が、お弁当は朝ご自分でつくるそうです。とはいえ、緑黄色野菜や淡色野菜、チーズ数種類やコンビーフなどのタンパク質、フルーツ2〜3種類を詰めた簡単なお弁当です。

昼食時間が短いのは、数分以内に昼食を食べないといけなかった激務時代の名残ですが、いまではなるべくよくかんでゆっくり食べるように心がけているそうです。

林先生のある日の食事メニュー

穀類、肉類、魚介類、乳製品、卵、豆類などから、タンパク質をバランスよくとりましょう。

朝食

ソーセージや野菜入り具だくさんスープ、小さめのパン、ヨーグルト、カットフルーツ、お茶

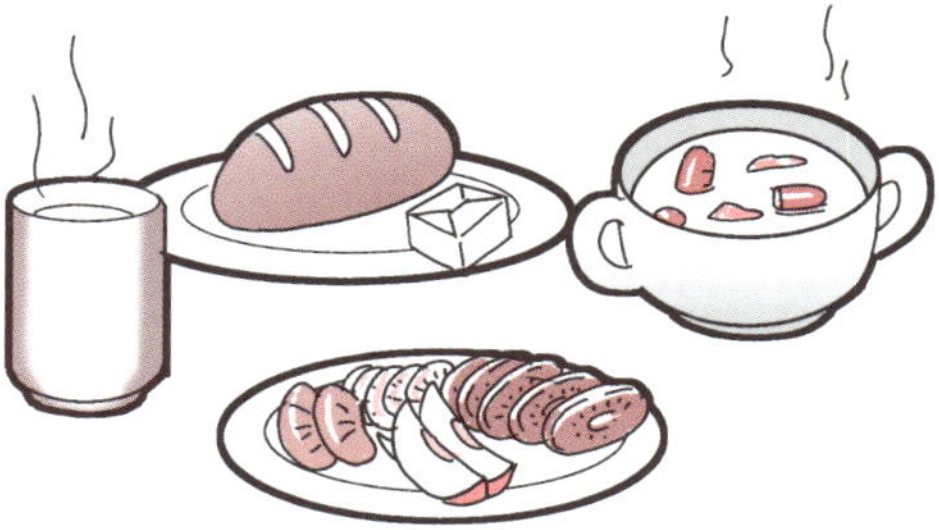

昼食

（手づくりお弁当）

レタス、キャベツ、ブロッコリー、ラディッシュ、ブルーチーズ、エダムチーズ、コンビーフ、ドレッシング、カットフルーツ2～3種類

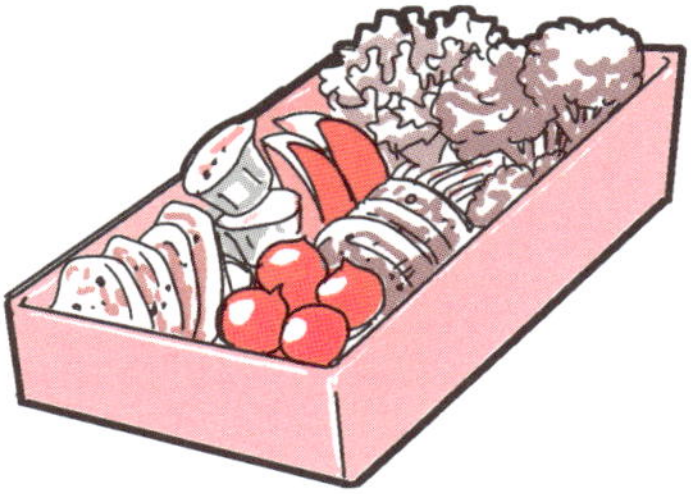

夕食

焼き魚、大根おろし、ボイル野菜（オクラ、アスパラ、ブロッコリー）、ごはん（80～100グラム）、豆腐と野菜のお味噌汁

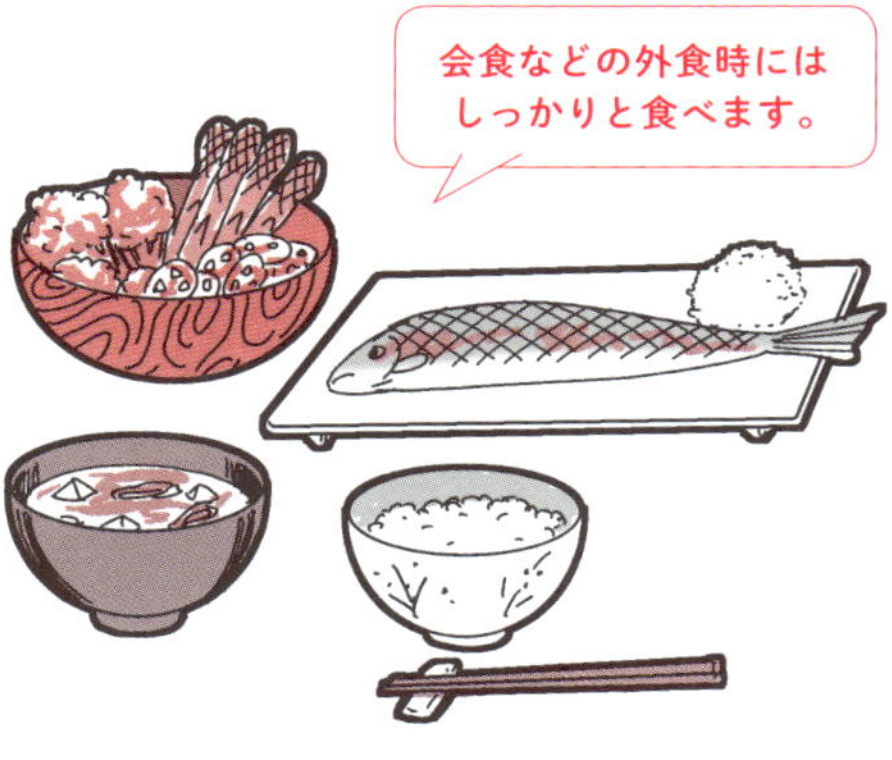

会食などの外食時にはしっかりと食べます。

生涯現役、社会で役立つことを考えよう

人生１００年時代といわれています。林先生も現役で仕事をしています。

これからも仕事や趣味で社会に深く関わって生きていくシニアは増えていくことでしょう。スウェーデンのカロリンスカ研究所の調査では、**禁酒などの健康的な生活、レジャー参加、社会との強いつながりがあるシニアほど長寿である**という報告があります。実際、ある80歳代の女性はいまも1日数時間のパートタイム勤務をしながら、趣味やボランティア活動に励んでいます。はつらつと生きているシニアの方々は、仕事と趣味活動を並行して行っています。

料理や掃除の家事、庭や畑仕事も立派な活動です。労働の対価を得る、社会で役立つ、何かをして人に喜ばれる、などの手応えが、生きがいにつながります。**健康に生きている限りは生涯現役**です。楽しく生きる目的を見つけてください。

働く！ 社会で役立つ！
新しいことにも挑戦しよう

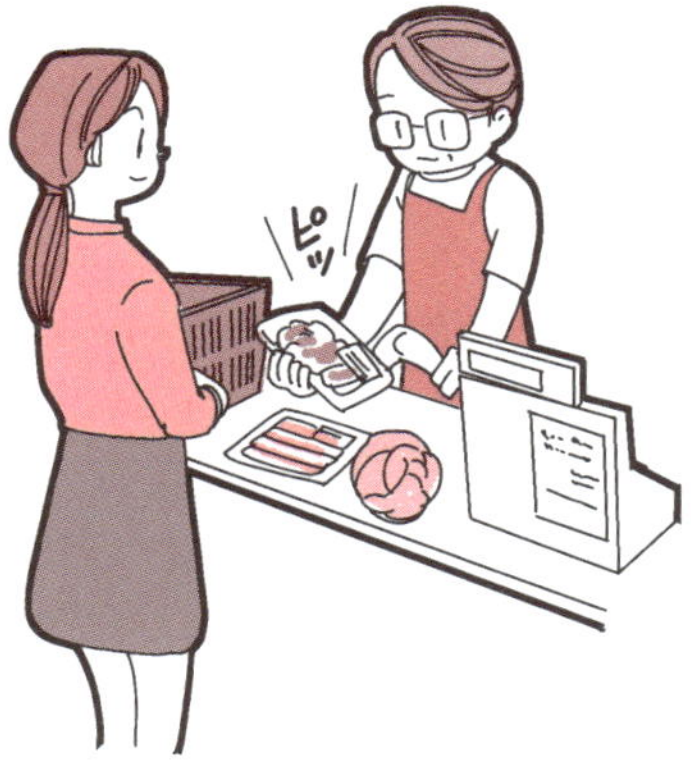

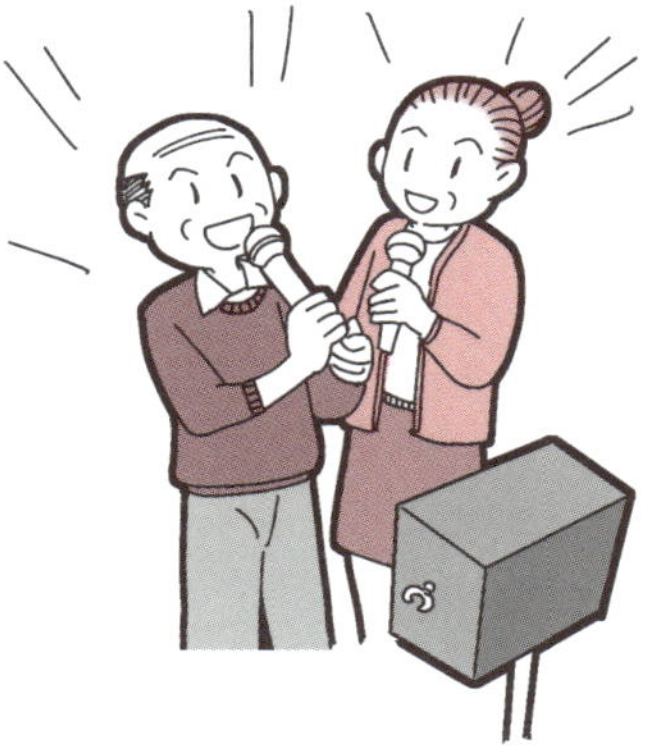

仕事、美術鑑賞、スポーツ、歌、登山、ボランティア
ガーデニング、日曜大工、家事（料理、掃除）

仕事や趣味、楽しく生きがいを感じることに挑戦しましょう。

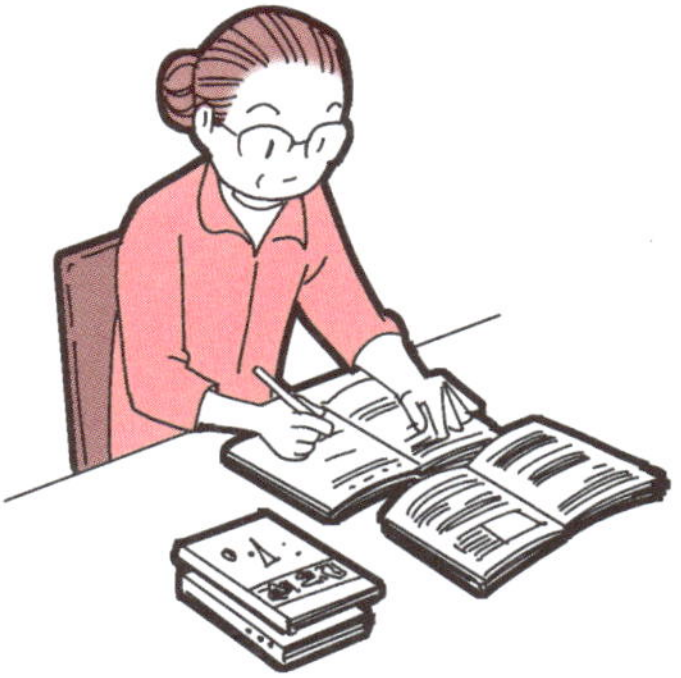

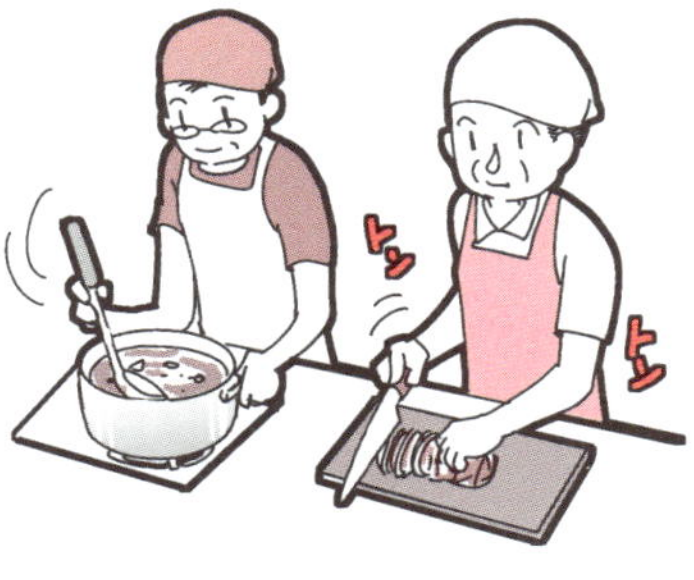

COLUMN 7

自意識を捨てよ、街へ出よう

ホワイトカラーの男性が、定年後に家で引きこもりになる例が少なくありません。女性は、社交的で積極的に外へ出る方が多いですが、長年仕事人生で働いてきた男性は、新しい関わりに消極的な傾向があります。そのまま家に引きこもって、つまずいて骨折から要介護状態になっては大変です。

人生は長いようで短い。自意識を捨てて、街へ出ましょう。新しいことに挑戦しましょう。カラオケの新しい曲に挑戦する、旅行の計画を自分でたてる、そんな小さなことでいいので、新しいことにチャレンジしましょう。

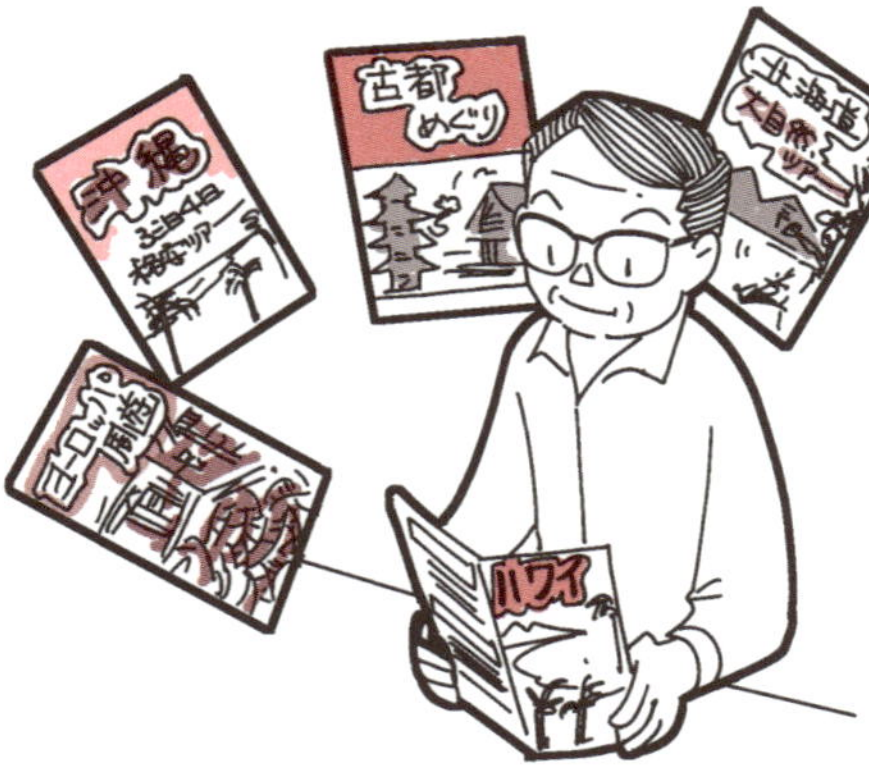

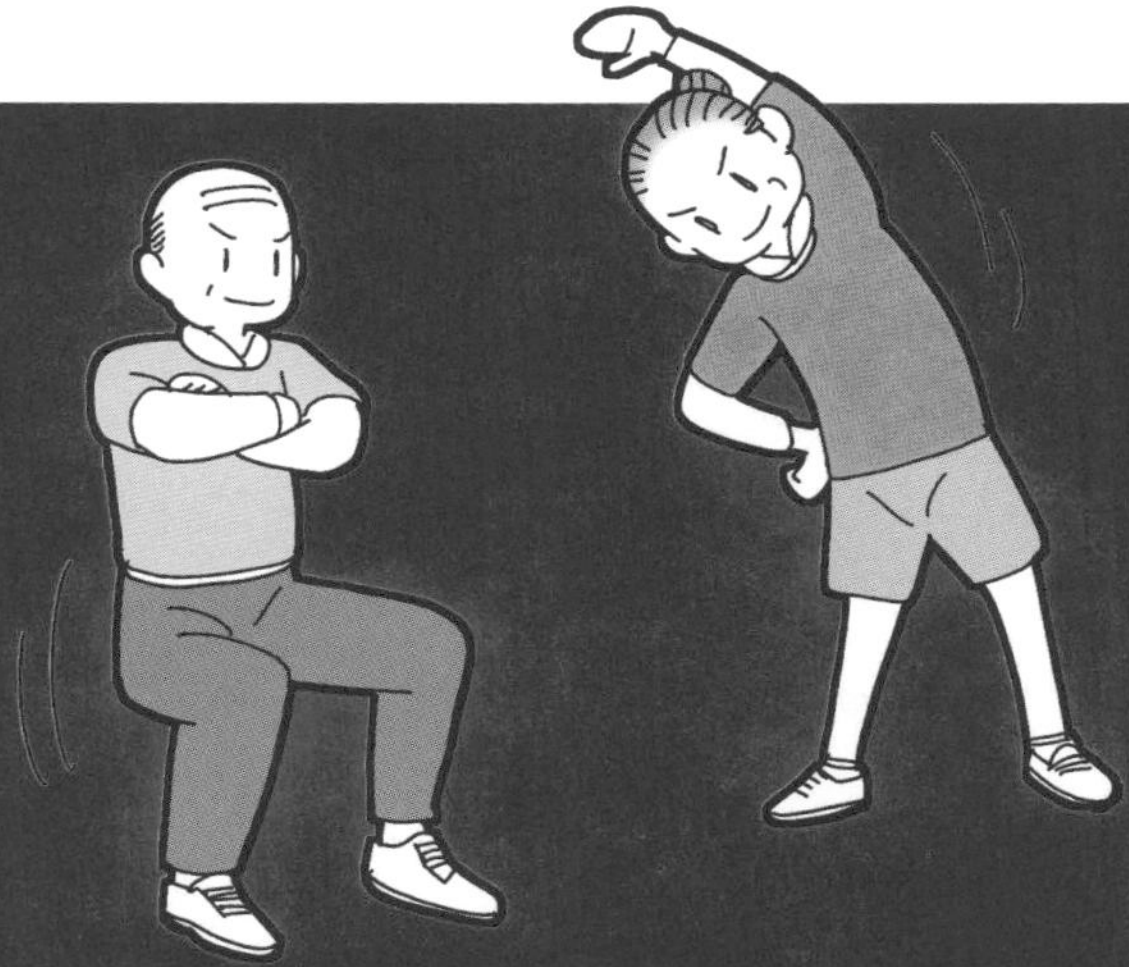

回復体験談

つまずいた体験談・つまずきを改善できた体験談

リハビリテーションや
つまずかないトレーニングを続けて、
つまずき予防や、弱った足腰が回復した
患者さんの体験談をご紹介します。

定年後の閉じこもりから生活不活発病へ 運動習慣をつけることで活発に！

（70歳代　男性）

定年後はやりたいこともなく、自宅に閉じこもりがちになったAさん。毎日テレビを見て、家の中から出ようとしないでいるうちに、持病のひざ痛がひどくなり、ひとりの外出が不安になってよけいに閉じこもってしまうという悪循環に陥っていました。

このままでは心身の機能が低下する「生活不活発病」になってしまうと心配したケアマネージャーさんにアドバイスされて、リハビリと「つまずかないトレーニング」を自宅で毎日続けることに。数週間続けたところ、ひざ痛もよくなり、趣味の囲碁サークルに入って積極的に外出するようになりました。

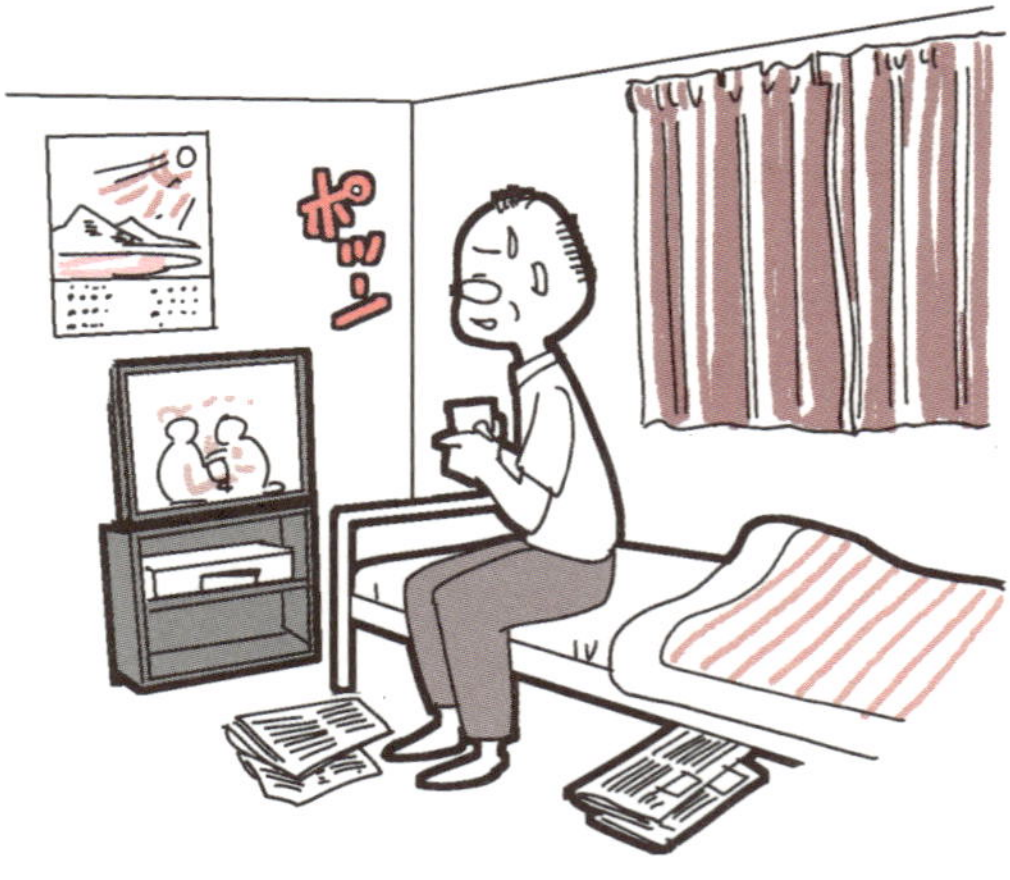

脊《せき》椎《つい》圧《あっ》迫《ぱく》骨《こっ》折《せつ》の入院から杖なしで歩けるまでに！（70歳代 女性）

Bさんは、骨《こつ》粗《そ》鬆症《しょうしょう》から脊椎圧迫骨折になり入院。治療のために脊椎の手術を受けてからは、つまずいたり転んだりするのが怖くて外出や運動を控えようと心に決めていました。

しかし、リハビリテーション病院で、運動と骨粗鬆症対策の食事の指導を受けてから、自宅でも「つまずかないトレーニング」を繰り返し、毎日30分のウオーキングを欠かさず続けるようになりました。退院後は杖を使っていたのですが、いまでは足の筋力も回復して、杖の必要もすっかりなくなりました。何より自分の足腰に自信ができて、外出を怖がらなくなりました。杖なしでも歩けますが、用心と警告のための杖を持って歩いています。

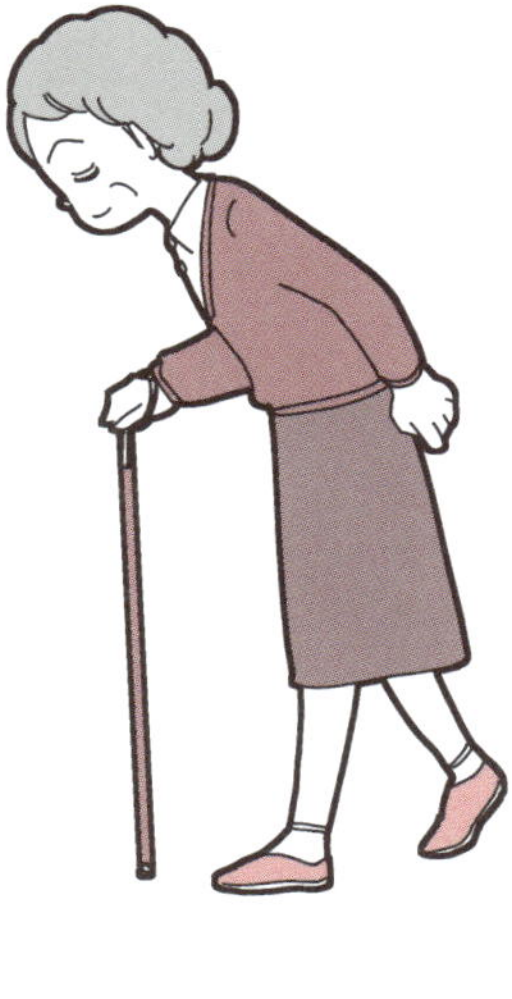

何もない場所でもつまずきやすくなった高齢の女性（80歳代　女性）
転ばない歩き方をマスター！

山登りが趣味のCさんは、70歳代までは山に挑戦していたほどアクティブな女性でした。80歳代になって、以前からの腰痛が悪化。山登りや外出を控えて家で安静にしていたところ、家の中の何もない場所でもつまずいたり転びやすくなってしまいました。いつも通りの生活をしているつもりでも、急速に筋力が衰えて、足が上がらなくなっていたのです。

これでは歩けなくなってしまうと痛感したCさんは、家で「つまずかないトレーニング」を開始。2～3週間でつまずかなくなり、歩行もスムーズに。筋肉がついたことで腰の痛みもやわらいできました。

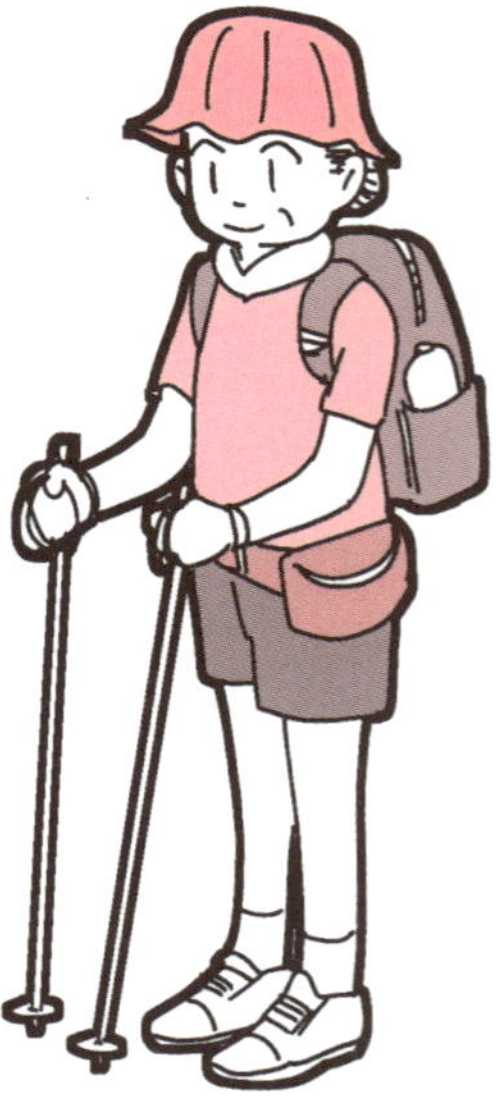

メタボと車移動で足腰が弱った50歳代 若返ったかのように歩きやすくなった

（50歳代 男性）

メタボリックシンドロームと診断された太り過ぎのDさん。

仕事もデスクワークや車での移動が多く、まだ50歳代なのに運動不足と食べ過ぎで、階段の上り下りにもすぐ息があがってしまう状態でした。特に肥満によるひざ痛と運動不足による足腰の弱りで、速く歩くこともできずつまずきやすくなっていました。

リハビリテーション訓練の助言と食事指導を受けて、自宅でも「つまずかないトレーニング」を習慣にしました。運動習慣と減量に成功したいま、体が軽くなって若返ったかのように歩きやすくなったと喜んでいます。

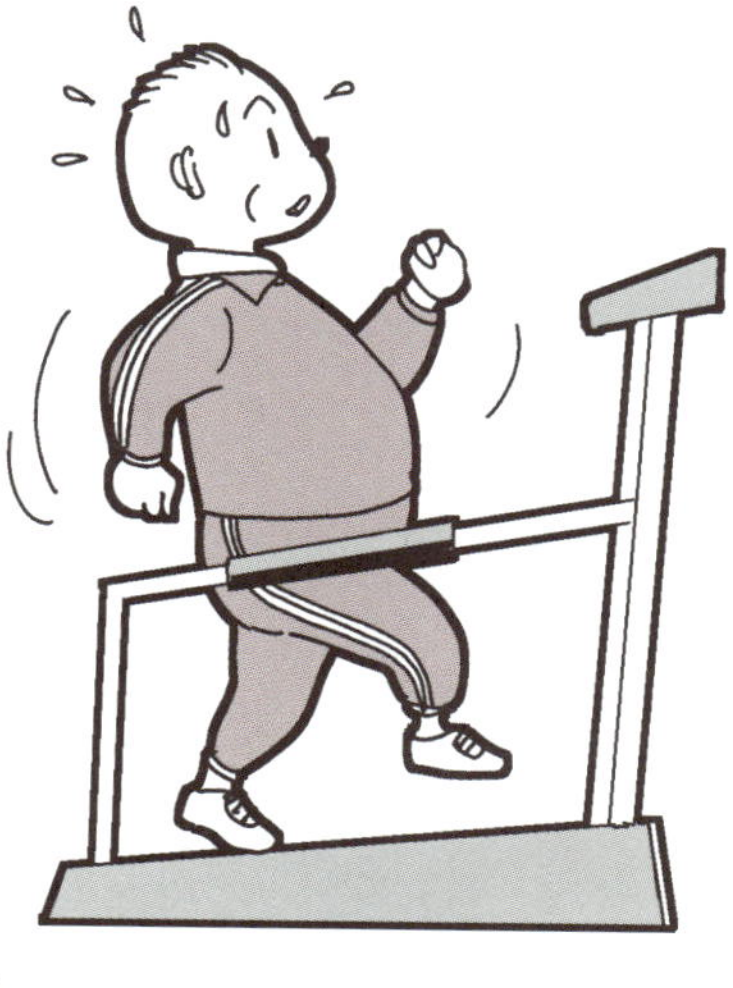

●監修者紹介

林 恭史（はやし　やすふみ）

原宿リハビリテーション病院名誉院長

［専門］リハビリテーション医学、整形外科学、老年病学

●略歴

1964年　京都府立医科大学医学部卒業
1965年　東京大学整形外科学教室入局
1986年　東京都老人医療センターリハビリテーション部長
1995年　東京都衛生局技監・東京都精神科学研究所所長
2002年　東京都老人医療センター病院長・東京都老人総合研究所所長
2006年　東京都リハビリテーション病院病院長
2014年　赤羽リハビリテーション病院勤務（非常勤）
2015年　一般社団法人　巨樹の会　原宿リハビリテーション病院

●著・監修書

林恭史著『老いない食事力』（ベストセラーズ）
林恭史著『老いない技術 - 元気で暮らす 10の生活習慣』（祥伝社）
林恭史著『リハビリ病院の名医が教える太ももを鍛えれば骨は超強くなる』（三笠書房）
林恭史他監修『転んでも折れない！強い骨をつくる本』（宝島社）

●参考文献

日本老年医学会「フレイル白書」／厚生労働省 e-ヘルスネット／消費者庁「高齢者の事故の状況について－「人口動態調査」及び「救急搬送データ分析」／公益財団法人 骨粗鬆症財団／東京都福祉保健局　とうきょう認知症ナビ「知って安心 認知症」／国民生活センター「エスカレーターでの事故に気をつけて！」／コツコツ骨ラボ／『カラースケッチ解剖学』廣川書店

編集協力／edit24、（有）フロッシュ
カバーデザイン／cycledesign
本文デザイン／cycledesign
カバー・本文イラスト／TAKAO
校閲／山口芳正

80歳現役医師が教える！

つまずかないカラダの動かし方

2019年8月1日　初版第1刷発行

監修者　林　恭史
発行者　穂谷竹俊
発行所　株式会社日東書院本社
　　　　〒160-0022　東京都新宿区新宿2丁目15番14号　辰巳ビル
　　　　TEL: 03-5360-7522（代表）
　　　　FAX: 03-5360-8951（販売部）
　　　　URL: http://www.TG-NET.co.jp
印刷所／三共グラフィック株式会社　製本所／株式会社セイコーバインダリー

 ISBN978-4-528-02267-6 C2075